Massages du Monde

À Alain et Elizabeth

Conception graphique : Delphine Delastre

ISBN : 978-2-0820-1425-0
N° d'édition : L.01EPMNFT1425.N001
Dépôt légal : septembre 2007
www.editions.flammarion.com

Massages du Monde

Marie-Bénédicte Gauthier • Véronique Aïache • Photographies de Emmanuel Layani

Stylisme de Marie-Bénédicte Gauthier

Flammarion

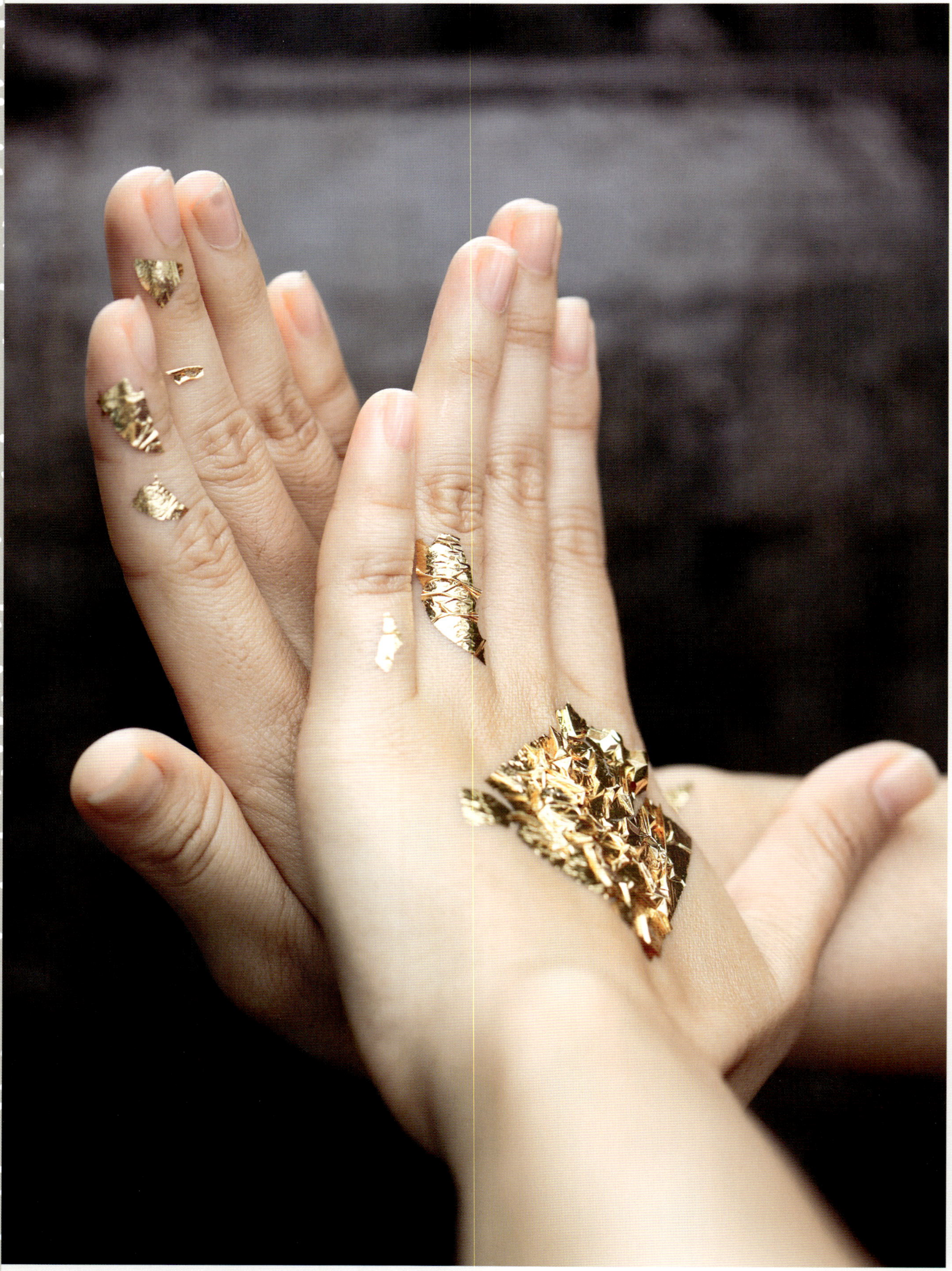

PRÉFACE

La rencontre consciente et la conscience de la rencontre !

L'exploration proposée par cet ouvrage offre des regards multiples et convergents sur l'histoire, l'humain et les « massages du monde ». Elle suggère l'importance de la rencontre.

Du nord au sud, de l'est à l'ouest, la beauté et la dignité des masseurs affirment l'importance de la fonction. La paix, la tranquillité de leur être et leur maîtrise technique : tout incite à la découverte de ce contact et au contact de cette rencontre avec soi-même.
L'abandon confiant au toucher de notre peau autorisera peut-être une mise en relation nouvelle avec notre être.
Ainsi, au-delà d'une sensation apaisante mais éphémère, s'initiera une subtile transformation intérieure.

Une nouvelle voie se dessine à notre époque. Le sensuel et le spirituel (ou le corps et l'âme) pourraient se rencontrer, s'unir dans un abandon conscient…

« L'esprit a besoin de la chair pour s'incarner et la chair de l'esprit pour s'animer. » Claude Larre

Denis Cellier
Ostéopathe,
Conseiller en performances

L'ART DE L'ABANDON

Les manœuvres de massage décrites ici, simples, permettent de s'initier en douceur au langage du corps. En préambule à un moment de détente avec votre partenaire, apprenez à « mettre le corps en huile ». Munissez-vous d'huile neutre de sésame, d'abricot, de pépins de raisin ou d'un des onguents décrits dans le livre. Chauffez-le entre vos mains et enduisez généreusement l'épiderme avant d'enchaîner les manœuvres. Optez pour des caresses sensorielles qui suivent, à l'envi, les courbes de l'autre.

Ce doux moment, comme une ouverture au plaisir du massage, aiguisera votre curiosité.

1

Contact des mains

Aiguisez votre perception de l'autre. Tenez les mains bien à plat un instant au-dessus du dos. Puis posez-les lentement. Respirez profondément puis levez doucement les mains.

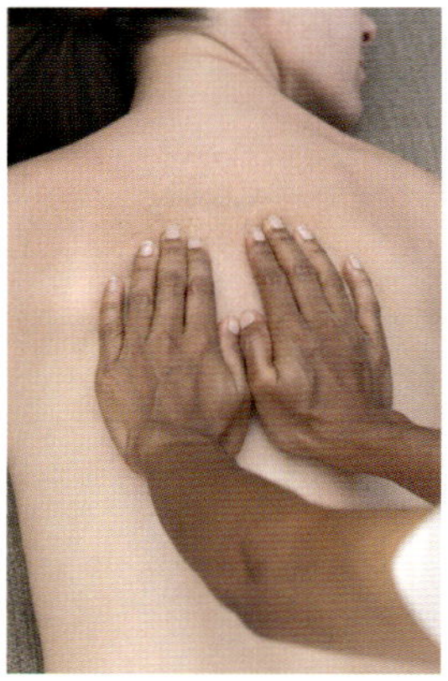

2

Effleurages

A peine effleuré, le corps se porte déjà mieux. Ce geste doux, effectué avec la pulpe des doigts puis avec les paumes, épouse la masse musculaire. Procédez par mouvements de glisse sur tout l'épiderme, des mollets à la naissance du cou.

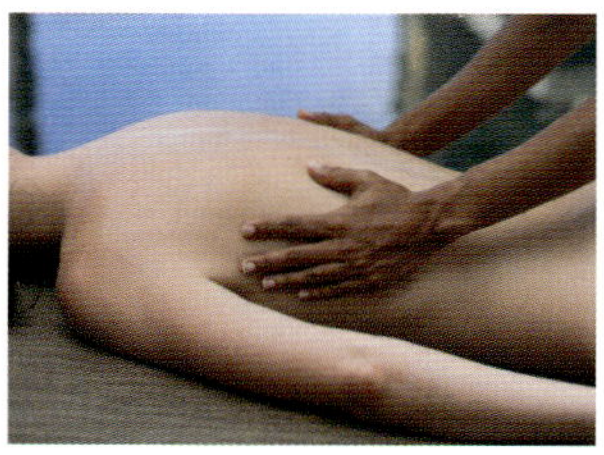
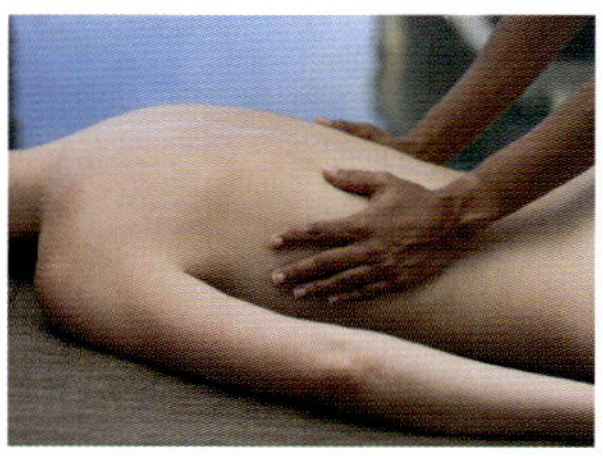
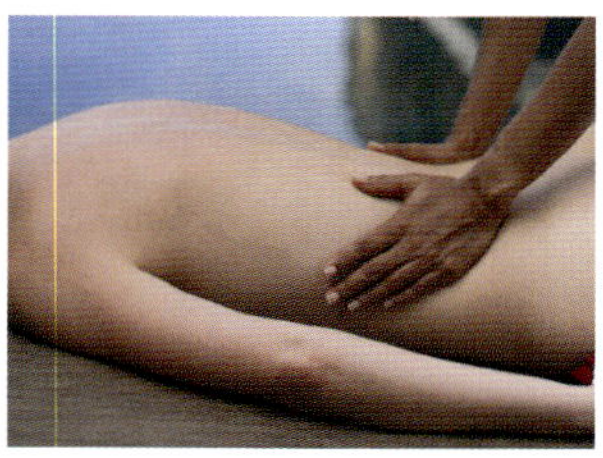

3

Pétrissage

Sur les parties larges et charnues, travaillez lentement la « matière » avec les pouces écartés. Effectuez une sorte de palper-rouler et pétrissez la masse musculaire en faisant travailler vos mains en alternance.

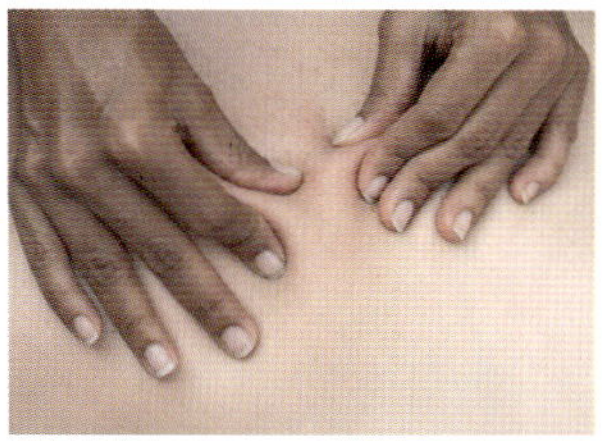

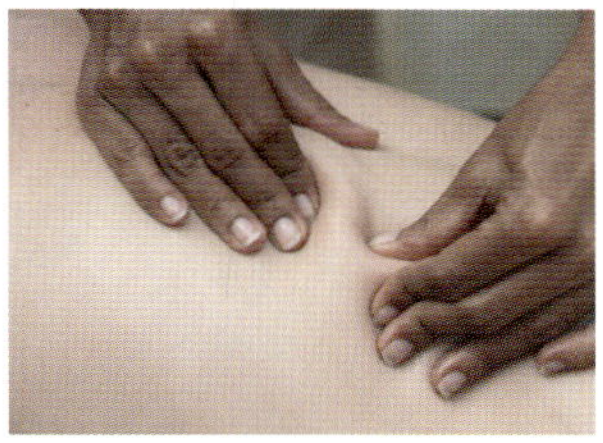

4

Pressions transversales

Faites rouler les pouces perpendiculairement au sens des fibres musculaires afin de les aider à se débarrasser des toxines. Procédez avec douceur pour oxygéner les tissus et participer à l'état de détente.

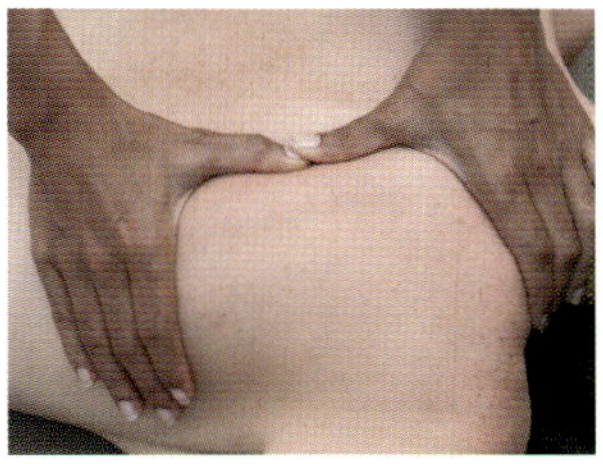

5

Percussions, clapping et tapotements

Formez une petite masse avec vos poings peu serrés. Tenez-les à 4-5 cm du corps. Relâchez les poignets puis martelez les zones charnues, d'un mouvement lent et assuré. Rebondissez sur la peau, en cadence, jusqu'à entendre des petits bruits sourds. Pour le clapping, incurvez légèrement vos mains, enchaînez les petites percussions.
Le tapotement, lui, consiste en de petits mouvements brusques, effectués avec le tranchant des mains.

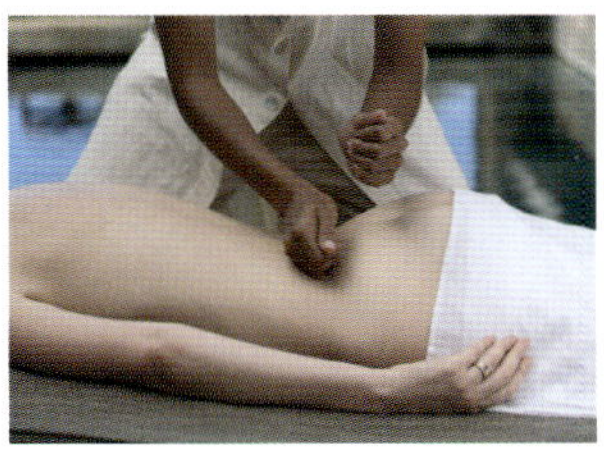

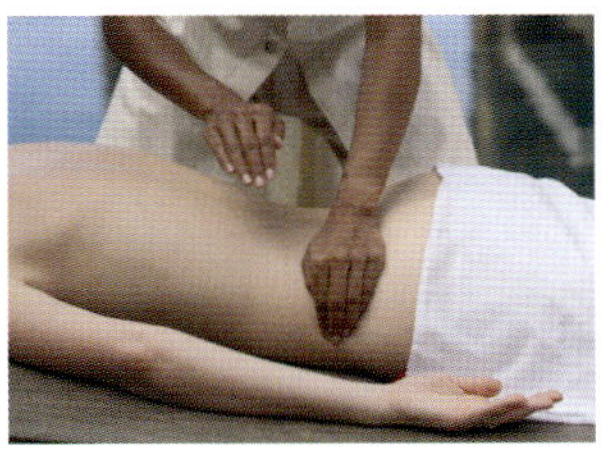

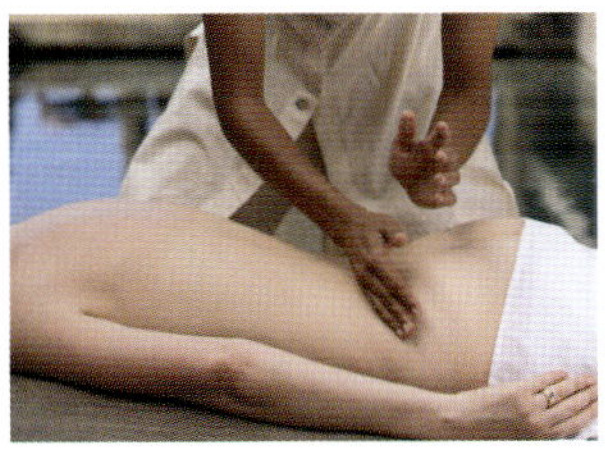

Tous visent à améliorer la circulation sanguine et tonifier les tissus.

Toutes ces manœuvres, pour novices, s'effectuent sur les zones charnues et la masse musculaire. Évitez de travailler sur la colonne vertébrale, le cou ainsi que l'arrière des genoux.

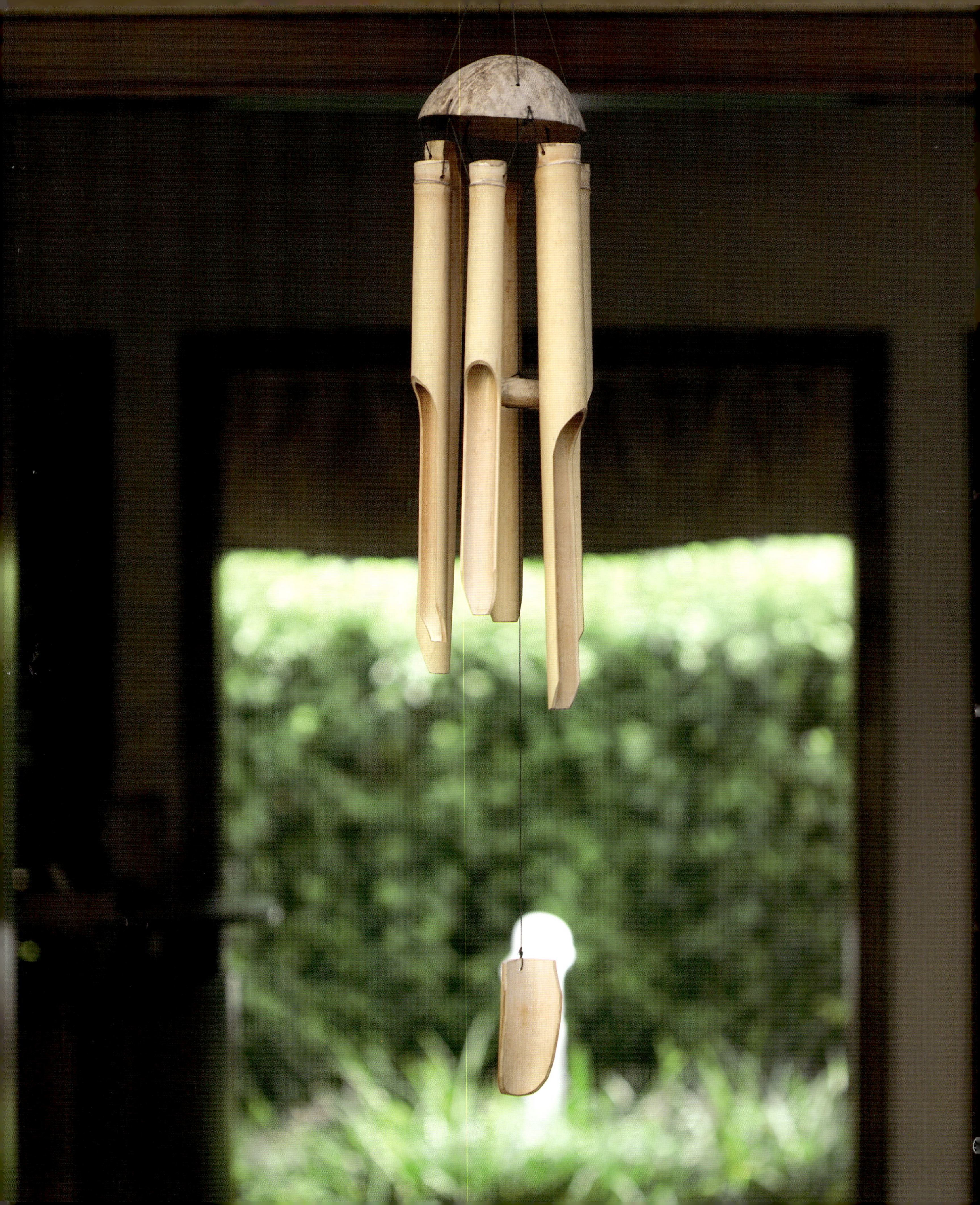

LE FENG SHUI, UN MONDE D'HARMONIE

Même si on estime son existence à plusieurs milliers d'années, il est difficile de déterminer avec exactitude le moment de la naissance du feng shui. Seule certitude : les premiers écrits sur cette discipline profane remontent à l'Antiquité, deux cent vingt ans avant Jésus-Christ sur le grand livre de l'Histoire.
Les néophytes y découvrent ses fondements, issus de l'observation de l'univers *via* la philosophie chinoise.
Traduit littéralement par « vent et eau », le nom feng shui illustre un ensemble de principes de géomancie, où les formes et l'environnement influent sur le qi, c'est-à-dire l'énergie. Savoir la maîtriser pour améliorer la santé, la prospérité et le comportement. Apprendre à disposer les objets et les couleurs de façon à équilibrer le yin et le yang. Dompter l'espace pour s'y sentir parfaitement à sa place. Harmoniser les lieux et rééquilibrer les forces présentes au profit des gens qui y demeurent. Tels sont les grands préceptes de cet art de la quiétude, venu tout droit de l'interprétation taoïste du monde.
Comme le feng shui, le massage prône avant tout la libre circulation de l'énergie. Ici, plus question d'œuvrer pour sa fluidité dans une pièce ou une maison, mais dans un autre lieu tout aussi clos : le corps. Shiatsu, nuad bo' rarn, stone therapy, reiki, californien… Qu'importe le nom, l'origine ou la technique, pourvu que le but soit atteint. Comme le feng shui et le massage se ressemblent, ils peuvent s'assembler. Ou, du moins, le premier peut se mettre au service du second pour en optimiser les effets.

Misez sur les couleurs douceur

Tout d'abord, selon la symbolique des couleurs dans le feng shui, celle d'une pièce où l'on prodigue des massages doit tendre vers les bleus et les verts. En effet, le bleu prédispose à l'introversion, idéale pour faciliter le lâcher-prise pendant le massage.
Le vert est une couleur tonique très douce qui s'harmonise parfaitement avec les bleus.
Il faut éviter le jaune, signe de communication, l'orange, vecteur de changements, et le rouge, très dynamisant.

Concoctez-vous un espace « peace »

Pour ne pas gêner la circulation du qi, les centres des pièces doivent être vides et les tables de massage situées près d'un mur, sauf entre une porte et une fenêtre. Là, les courants d'énergie sont très puissants et peuvent avoir des effets négatifs sur les gens. Tout comme ils le sont au niveau du sol. Il faut dont éviter de masser par terre, mais plutôt sur une table à mi-hauteur du praticien. La personne qui reçoit le massage ne doit pas, en position allongée, avoir les pieds en direction de la porte. C'est une position de mauvais présage puisque, symboliquement, c'est celle du mort.
Enfin, le nec plus ultra ? Une salle de massage orientée à l'ouest pour bénéficier des bonnes vibrations de ce point cardinal – l'est étant bien trop dynamique pour apaiser ceux qui sont venus chercher, dans un massage, un peu de sérénité.

Prenez votre décor à cœur

Question éclairage, à l'inverse des néons, halogènes et autres ampoules électriques, les lumières tamisées comme celles des bougies sont promesse de quiétude. Sur les murs, toutes les envies sont les bienvenues. Le seul impératif ? Ne pas mettre de miroir face à la porte d'entrée : il rejetterait immédiatement l'énergie vers l'extérieur. Évitez aussi tous styles de fleurs séchées ; une plante morte dégage des ondes négatives. Touche finale : un habillage de la pièce avec des textures yin, douces et féminines, comme des voilages pour les rideaux – les stores sont trop yang – et de la soie ou du velours pour des petits coussins de confort. Bleu ou vert pastel, n'oubliez pas…

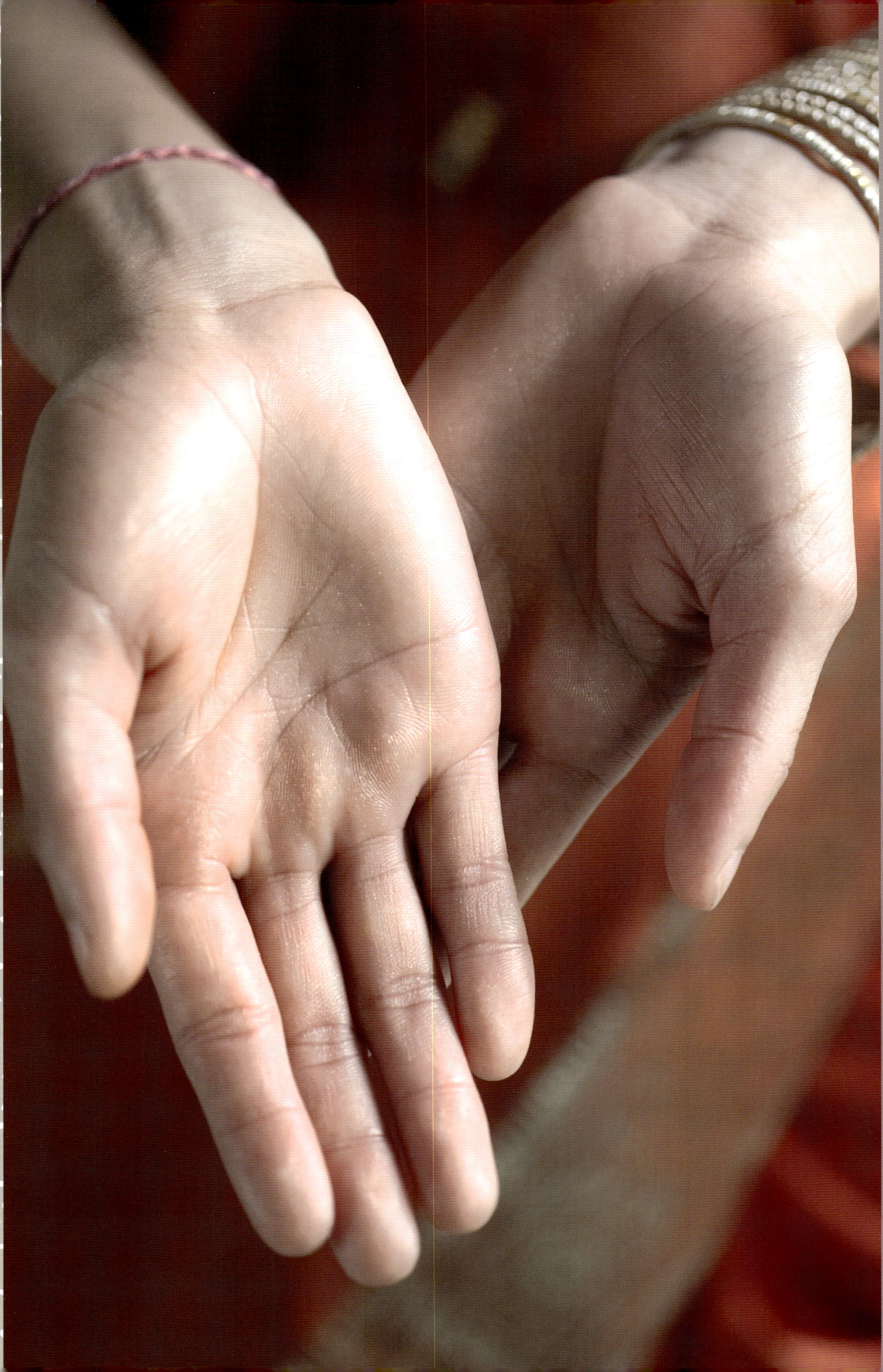

LE MASSAGE AYURVEDIQUE

L'abhyanga, le secret de la longévité

Franchir les portes de la mythologie indienne, c'est découvrir le monde à travers ce qu'il a de plus mystique. Selon des textes sacrés, c'est pourtant là que les dés de la médecine sont jetés il y a cinq mille ans. Transmise par les dieux aux mortels *via* les rishi, les saints hommes de l'époque, cette science de la vie accorde au massage une place fondamentale. Pour preuve, l'histoire du dieu Vishnou qui, lorsqu'il désirait soulager son corps et son cœur de toutes ses peines, s'allongeait sur un serpent géant et demandait à sa femme Lakshmi de lui masser les pieds. Les mains douces et habiles de la belle épouse exécutaient alors une gestuelle salvatrice, faite de pressions, de caresses et d'étirements. Apaisé, le divin pouvait ainsi mieux accomplir sa mission, à savoir gérer l'équilibre du monde.
Du côté des humains, la genèse du massage est tout aussi ancestrale et provient également des rishi. C'est en décryptant les cycles de l'univers que ces sages érudits ont conclu que le corps et l'esprit ne faisaient qu'un. Puis, s'appuyant sur une pharmacopée très sophistiquée, ils ont créé la « science de la longévité » : l'âyurveda, où les massages, préventifs et curatifs, viennent en tête de liste des thérapies.
Don du ciel ou des hommes, qu'importe. Le massage âyurvédique a traversé les millénaires pour cajoler l'âme et panser la chair. C'est un cadeau divin.

{Son intention}

Parce que notre vie et notre environnement malmènent souvent notre être, le *prana* (souffle vital en sanskrit) peine parfois à circuler librement dans le corps et cause bien des maux. En agissant par pressions et autres mouvements sur les *marma* (points âyurvédiques), le flux du prana peut reprendre sa course.
Pour ce faire, il existe une dizaine de massages, ciblés en fonction de chacun. Combinés à des huiles, des plantes et des épices, ces gestes âyurvédiques – les *mudrâ* en sankrit – contribuent à prévenir et gérer le stress, favorisent l'élimination des toxines et la régénération des cellules, luttent contre la fatigue et les insomnies et facilitent la circulation veineuse.
En Inde, pour un bien-être global, jeunes, vieux, nourrissons, hommes et femmes reçoivent une fois par semaine le plus courant des massages : l'*abhyanga*.

Ishram Raggoo

Portrait de maître

« Vemah est la source de mes inspirations. Je lui dois ce que je suis aujourd'hui. » C'est d'une voix pavée de tendresse et de reconnaissance qu'Ishram, un thérapeute ayurvédique hindou-mauricien, commente les liens qui l'unissent à son esthéticienne d'épouse. Il est vrai que rien ne prédestinait à un tel métier cet infirmier reconverti dans le textile puis dans l'hôtellerie. Employé dans les hôtels Constance, il tombe d'abord amoureux de Vemah puis des massages qu'elle dispense. Par chance, sa passion nouvelle émeut son directeur, Patrice Binet-Decamps. Ce dernier envoie Ishram en stage au Népal, puis à Bombay et au Kerala pour apprendre et comprendre les différentes techniques âyurvédiques. Au-delà de la méthode, le jeune homme aime par-dessus tout écouter l'autre avec ses mains, apprendre par le toucher le langage du corps. Et d'expliquer : « A travers le massage, je tente de faire émerger la sensualité enfouie chez les gens. Le toucher, s'il est prodigué avec respect, permet une ouverture aux autres. Ce n'est pas de l'ordre de l'énergie mais du vibratoire. Je l'éveille au début d'un massage puis je la calme à la fin. »

{Ses leçons de vie}

1 – Il faut considérer le massage comme la passerelle qui relie le corps et l'esprit.
En recevoir régulièrement, c'est bien, mais insuffisant à l'équilibre général.
L'idéal est de pratiquer une activité parallèle comme le yoga pour rééquilibrer ses émotions.

2 – Pour être en paix avec soi-même et avec le monde, il n'y a pas d'autre solution que d'apprendre à se préserver. Pour cela, sachez vous entourer et honorer ceux que vous aimez et qui vous le rendent.

3 – Dans la vie, quelles que soient les prouesses accomplies, il faut apprendre à rester humble.
Par exemple, prodiguer des massages ne permet pas de changer les gens. On les apaise simplement.
D'ailleurs, le changement n'existe pas réellement. Il s'agit plutôt de transformation, d'évolution salutaire.

4 – Pour le bien-être quotidien, tout le monde devrait recevoir un abhyanga par jour.
Ce traitement est simple et a de nombreux effets bénéfiques sur le physique et le mental.

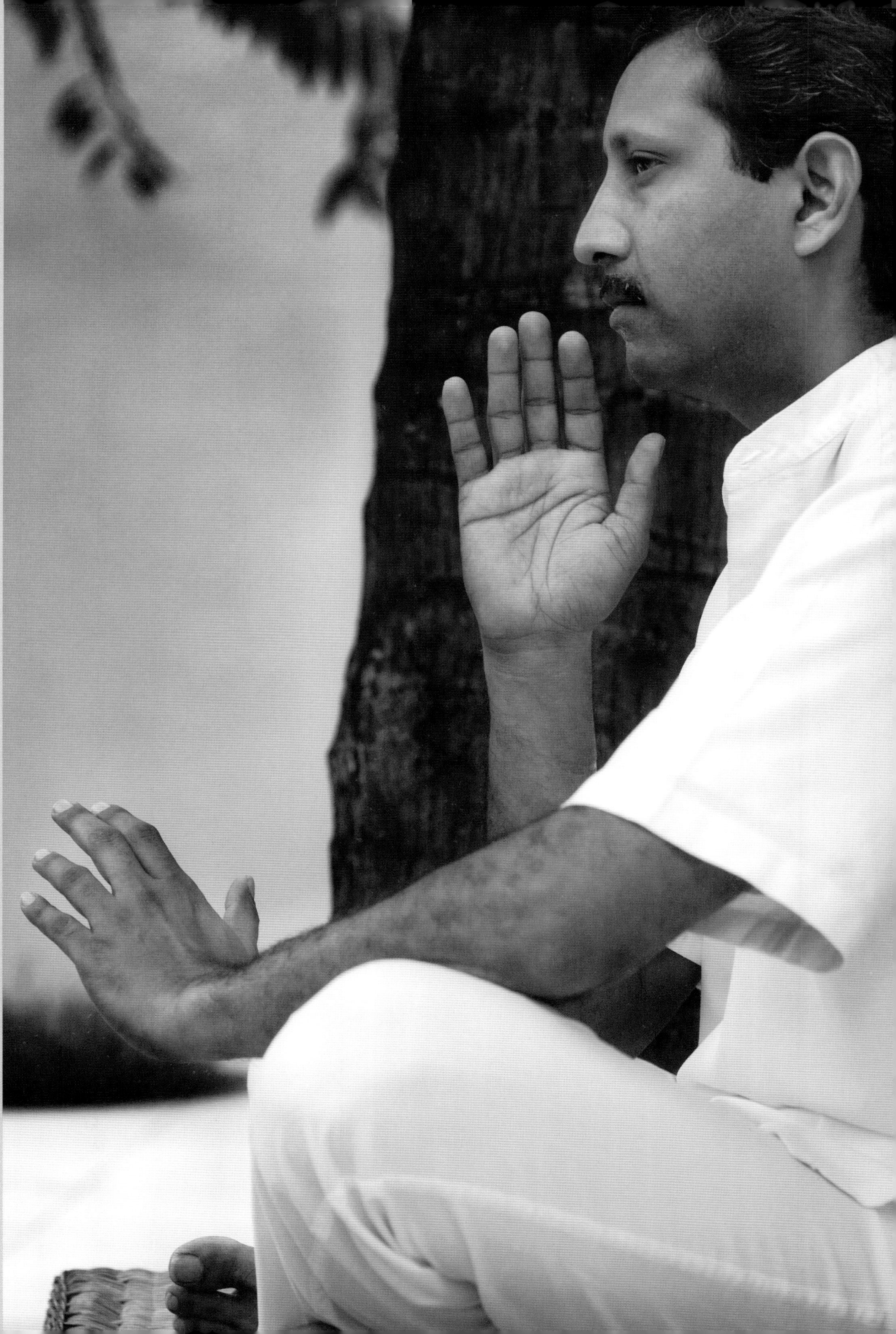

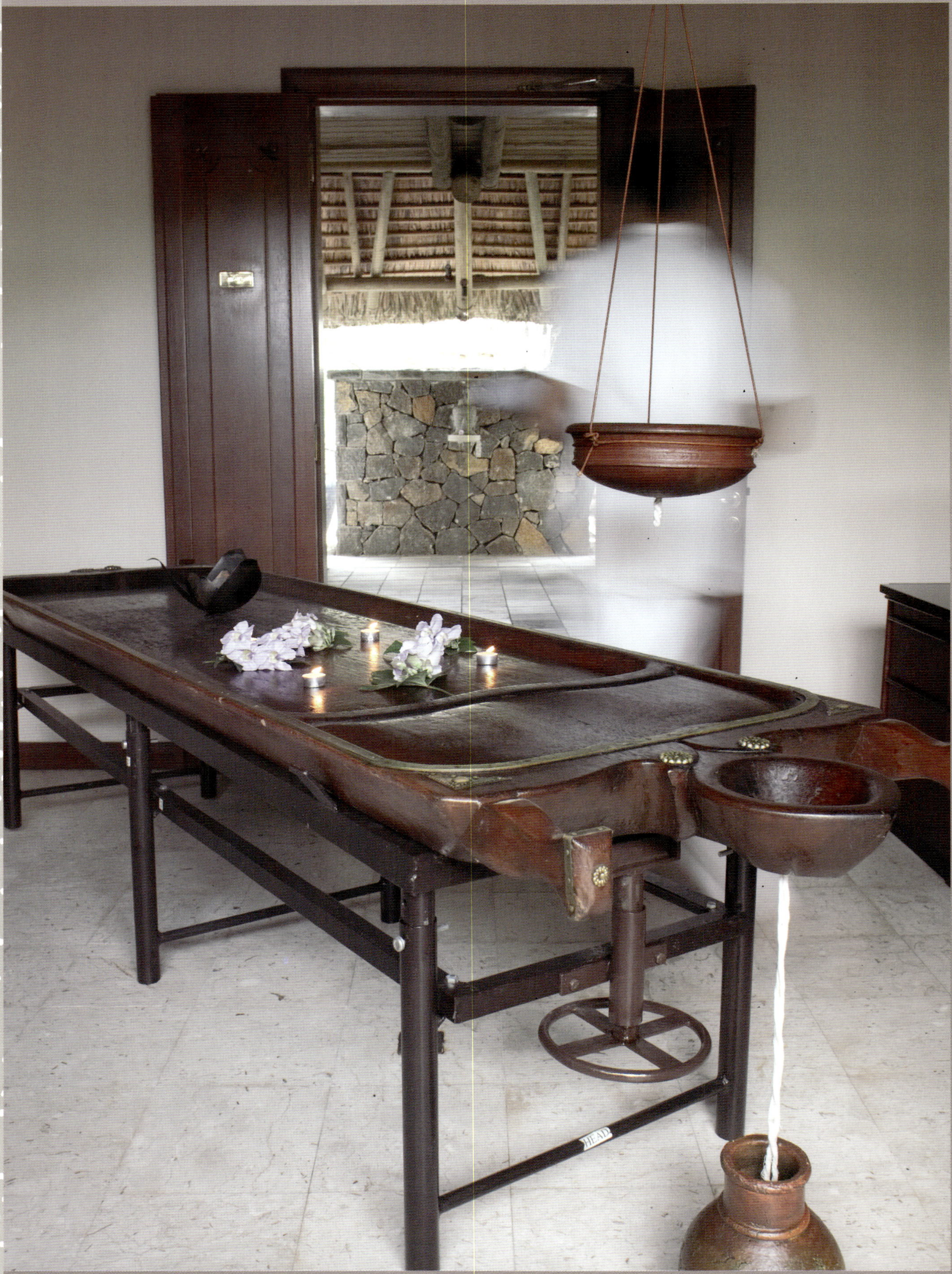

LA TABLE DE MASSAGE

Le dhroni : une invitation à l'ivresse

Impossible de prodiguer un traitement âyurvédique ailleurs que sur un dhroni. Décor ou folklore ? Bien plus que cela… Ces superbes tables de massage répondent depuis trois mille ans aux besoins très précis de la médecine indienne, élaborés à l'époque par les praticiens de cette science, les vaidya. Taillés dans des bois imputrescibles comme le cèdre ou le lilas pour ne pas se détériorer au contact des produits de soin, les dhroni ont un rebord en rigole. Plus hygiénique qu'ergonomique, ce détail fonctionnel permet de recueillir les huiles utilisées en abondance pendant les différents massages. Puis, après les soins, pour faire table nette, on la nettoie avec de l'eau de coco, fraîchement sortie de la noix. Parce que tout, en âyurveda, doit être aussi pur que cette eau, le dhroni doit être placé face à l'est. Une règle issue du vasdu, le feng shui indien.

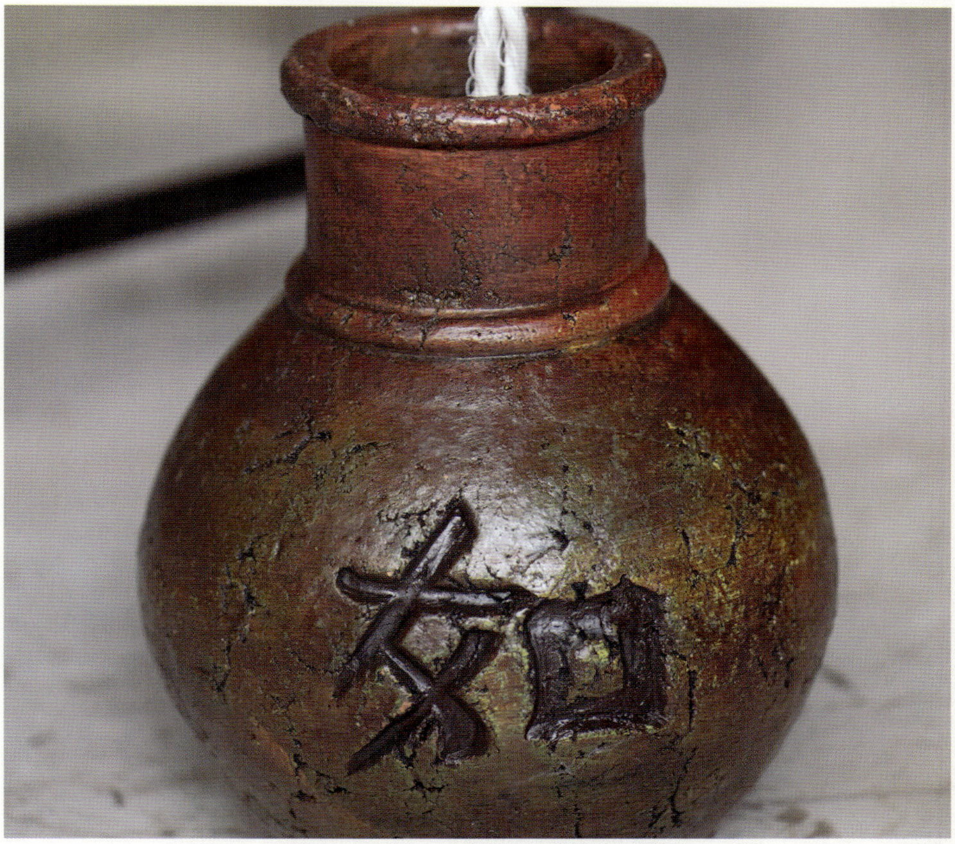

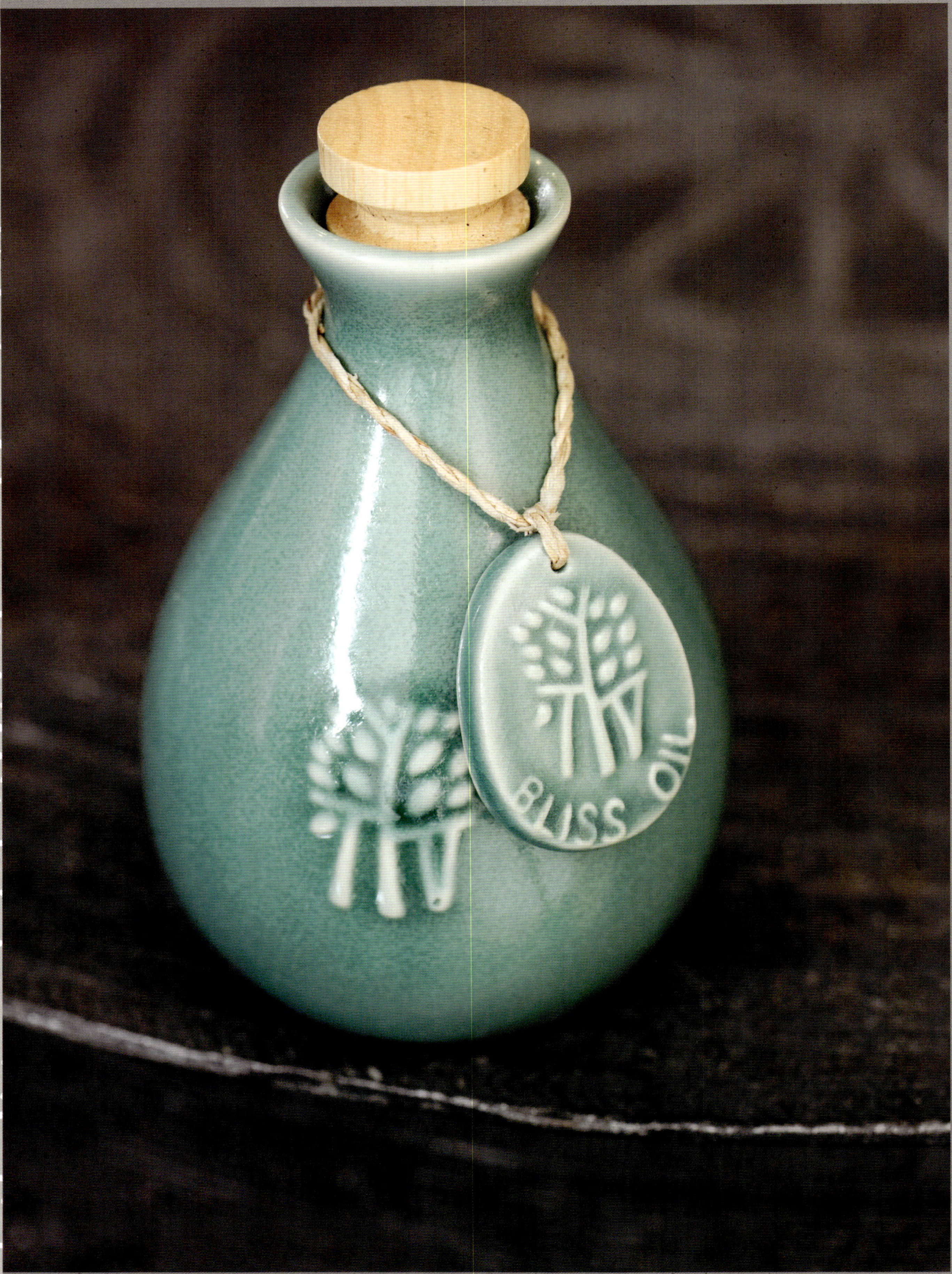
BLISS OIL

L'HUILE DE SÉSAME

Sésame, le délice des sens

Symbole de puissance dans la Rome antique, instrument de séduction sous les tropiques, monnaie d'échanges en Orient, les huiles végétales occupent une place particulière dans toutes les civilisations.
En Inde plus que partout ailleurs, elles s'inscrivent dans le quotidien de chacun. Mises au service de la médecine et des rituels de beauté, les huiles jouent un rôle capital dans les massages âyurvédiques. Certes, leur texture facilite la gestuelle, mais leur composition contribue aussi largement aux traitements.
Grande favorite des thérapeutes, l'huile de sésame est la plus fréquemment utilisée en âyurveda. Riche en fer, phosphore, magnésium, cuivre et calcium, sa nature tempérante a la particularité d'équilibrer les trois grands courants – *dosha* en sanskrit – qui constituent notre être : vata, pitta et kapha.
Régénérante, nourrissante, astringente, l'huile de sésame ne se contente pas d'être bonne pour le corps, elle l'est aussi pour l'esprit. En effet, son taux d'acide linoléique a des effets très bénéfiques sur nos cellules nerveuses. Onctueux et épais, cet élixir s'utilise seul ou se combine à d'autres huiles comme l'olive ou le tournesol pour servir de base à moult potions médicales.

Petite recette ancestrale

La gestuelle très simple de l'abhyanga permet aisément une petite séance d'automassage quotidien pour tenir le corps et l'esprit à l'écart des turpitudes. Pour ce faire, apprenez à préparer l'onguent qui accompagnera votre parenthèse bien-être. A feu doux, faites chauffer l'huile de sésame jusqu'à 110 °C en ajoutant quelques gouttes d'eau. Dès que l'eau grésille, retirez l'huile du feu. C'est signe qu'elle est devenue « sèche ». Tout en conservant ses vertus, elle se conserve ainsi plus longtemps et pénètre plus facilement dans l'épiderme.

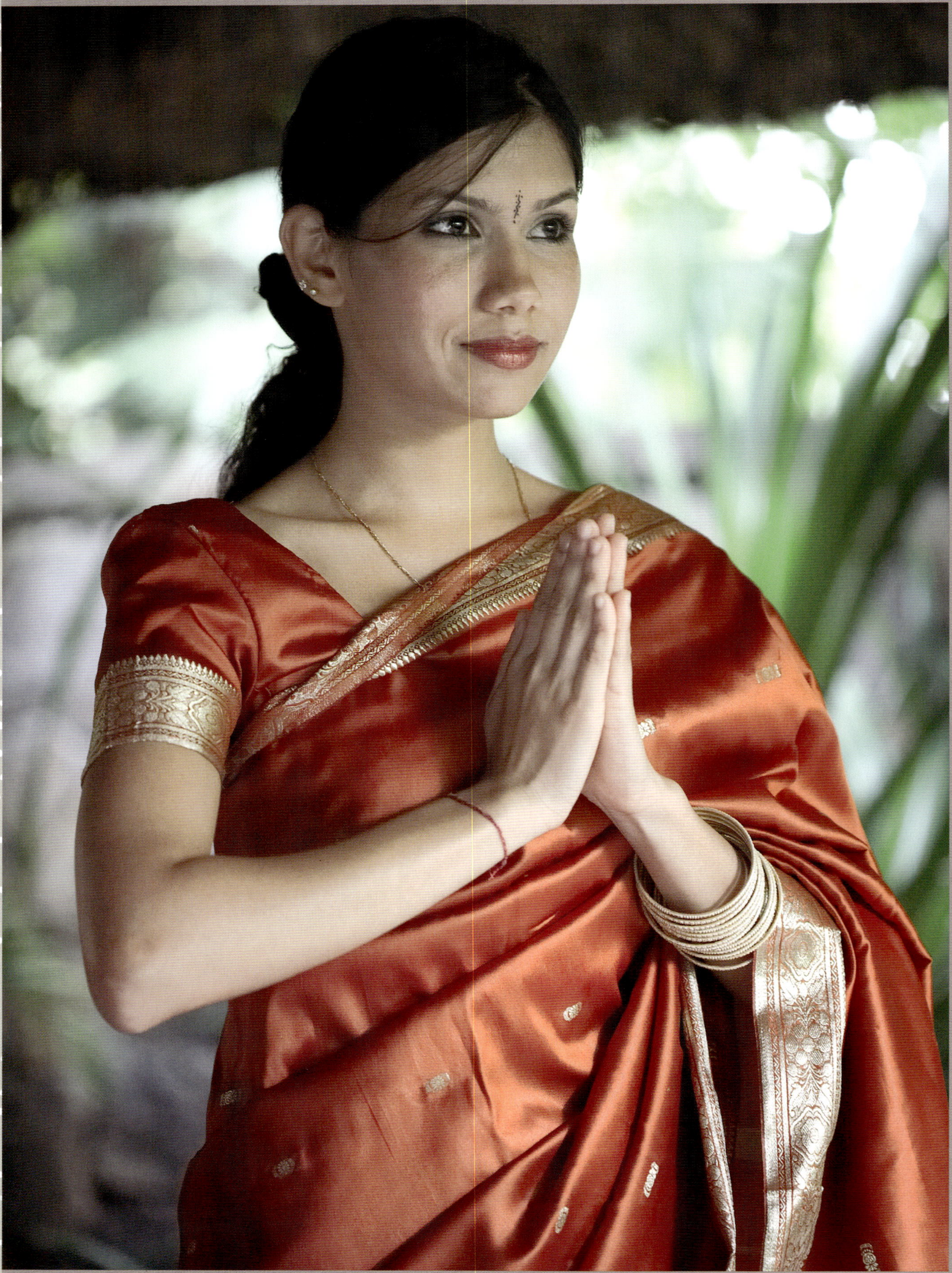

LE SALUT INDIEN

Signe extérieur de respect

C'est du bout de ses doigts et du plus profond de son âme que le praticien doit dispenser le massage. Dans la philosophie âyurvédique, la maîtrise parfaite du geste ne sert à rien si on ne l'accompagne pas d'une volonté pure et sincère de faire du bien. Partant de là, le thérapeute doit avoir l'esprit libre et le cœur pur avant de commencer une séance. Les mains jointes devant le plexus solaire, il adresse symboliquement par la pensée un salut à la divinité, à lui-même et au patient. Un signe de profond respect pour les gestes sacrés qu'il s'apprête à offrir.

{VIVRE LE MASSAGE}

1

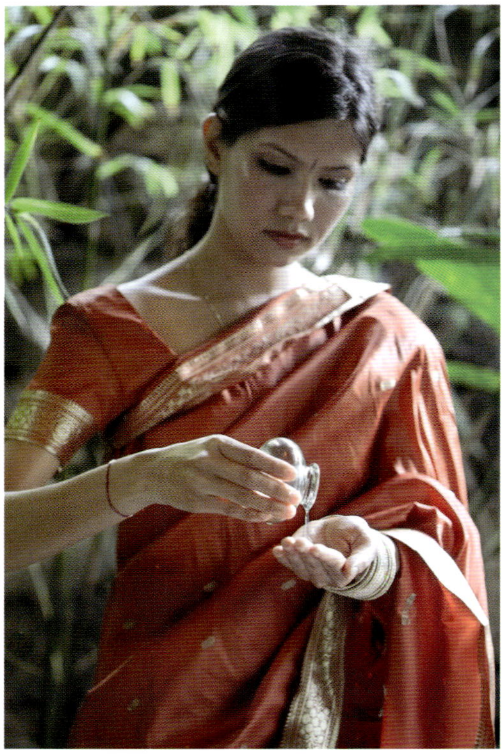

Trait d'union subtil entre le thérapeute et son client, l'huile transcende les sens du toucher et de l'odorat. C'est pourquoi elle sera choisie en fonction du dosha de la personne massée. Chauffée dans le creux de la main puis appliquée sur tout le corps, elle accompagne le massage de toute sa douceur et protège la peau des irritations dues aux frottements et aux frictions prodigués pendant le traitement.

2

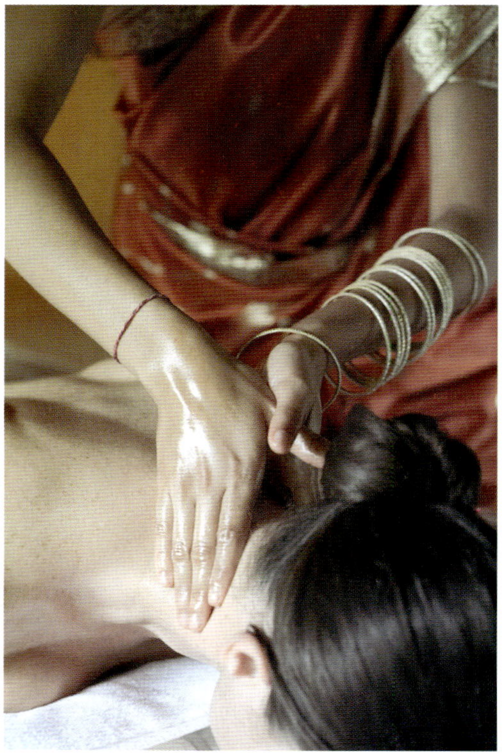

Il y a trente-sept marma situés dans le cou et sur la tête. Pour un effet décontractant, il faut s'attarder sur les deux krikatika, points parallèles placés à la base du crâne, et les huit siramatrika, localisés eux sur les artères de chaque côté du cou.

3

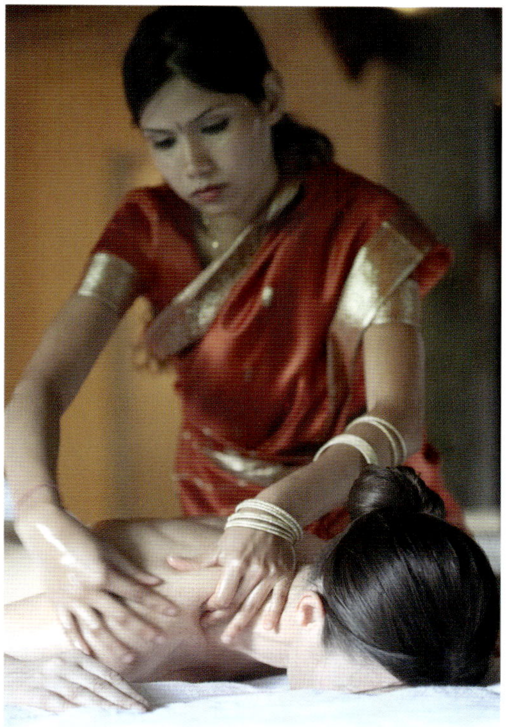

La colonne vertébrale – nommée *meru danda* en sanskrit – est le premier os à se développer chez le fœtus. Point de rencontre de tous les autres membres, seul son alignement parfait est garant de vitalité pour le corps et l'esprit. L'énergie y circule de bas en haut et c'est pourquoi il est capital de commencer le massage sur le coccyx pour le terminer à la base du crâne.

4

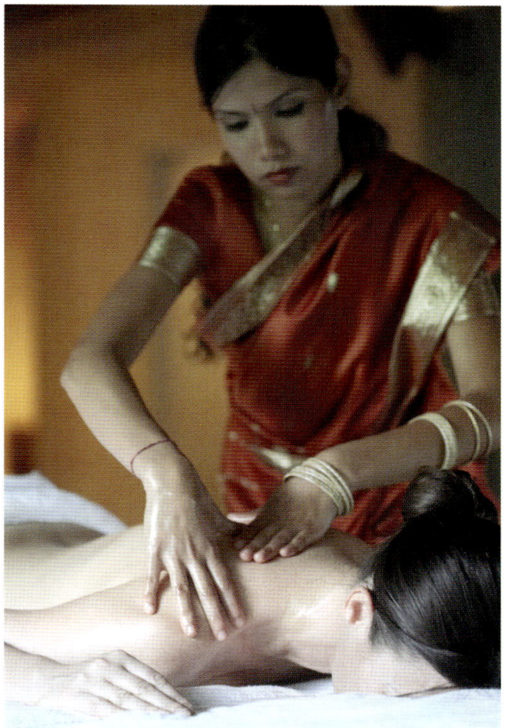

En effectuant une pression sur chaque vertèbre, le thérapeute assouplit les moindres points de tension et s'assure ainsi que l'énergie peut circuler librement.

{VIVRE LE MASSAGE}

1

Katika tarunam. Tel est le nom du marma que l'on masse entre les fesses. Il est situé au niveau du coccyx et du sacrum, point de départ de la colonne vertébrale et donc de l'énergie du corps en entier. Après avoir malaxé les fesses dans ses paumes, le thérapeute appuie ses pouces de chaque côté du coccyx et effectue des petits mouvements circulaires. Ils ont pour effet de stimuler la circulation sanguine.

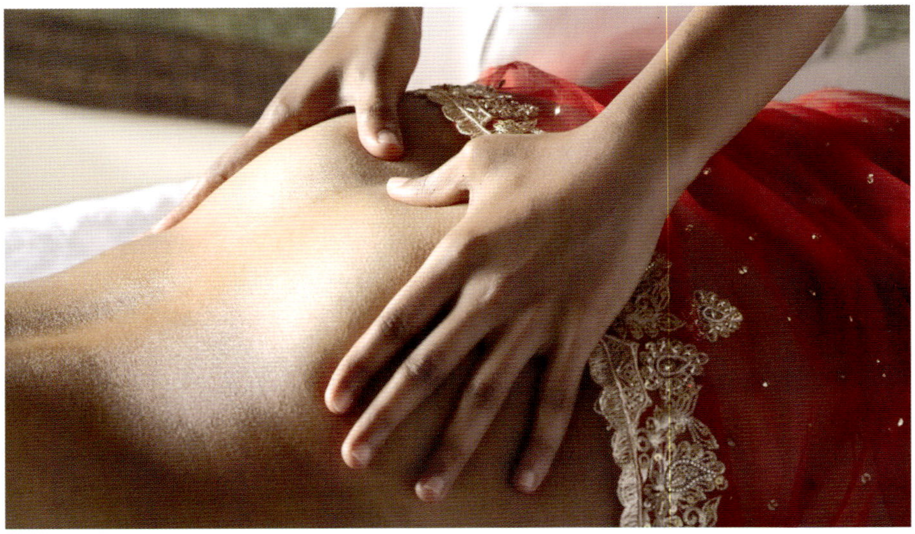

2

L'objectif du pétrissage âyurvédique est d'assouplir les tissus musculaires afin d'éliminer leurs tensions. Cette technique de massage réclame beaucoup de puissance dans les doigts et assez de dextérité pour ne pas faire mal, car le praticien effectue avec les deux mains une sorte de gros pincement sur le membre, comme s'il cherchait à décoller la chair des os.

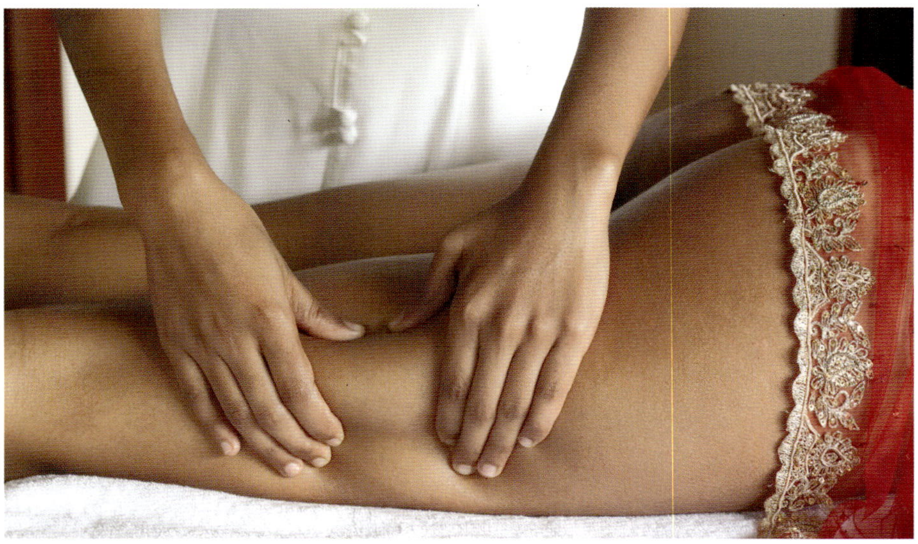

3

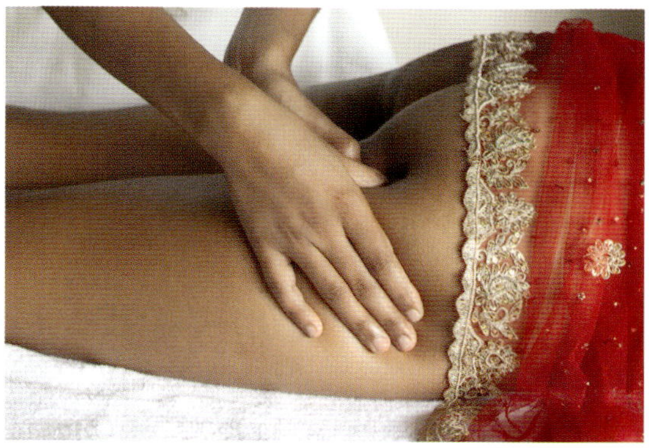

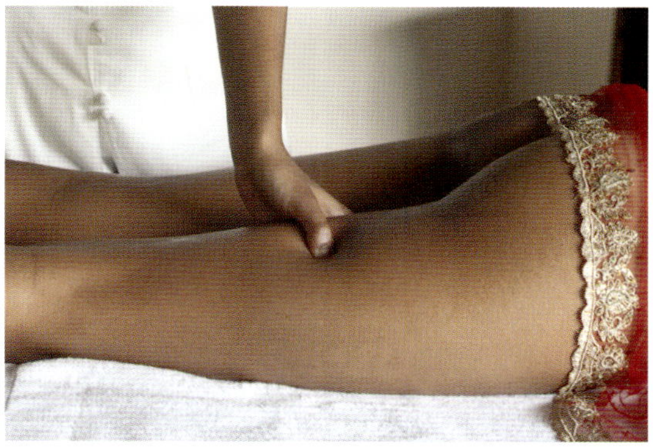

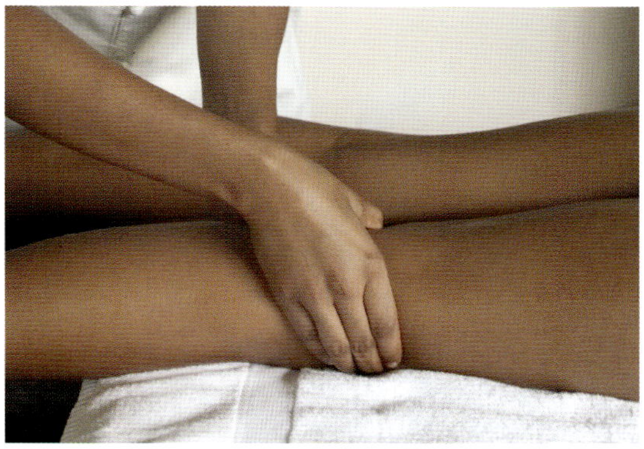

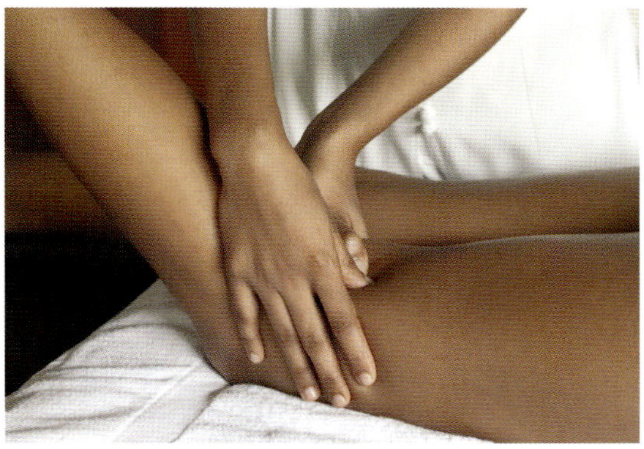

Dans la partie postérieure du corps qui va du bassin aux orteils, l'énergie circule vers le bas. Pour respecter sa trajectoire, le massage s'effectue donc des fesses aux pieds. En alternant les pressions sur les marma et les pétrissages, sur l'arrière des cuisses et des mollets, le praticien s'arrêtera un peu plus longuement derrière le genou, là où se trouve le janu postérieur. Ce marma correspond à une zone de ganglions lymphatiques, qui seront drainés par la main experte.

{VIVRE LE MASSAGE}

Il donne la vie, somatise les angoisses, digère les émotions, assure l'équilibre… En un mot, le ventre est un pivot autour duquel s'articule l'équilibre de l'être. C'est donc avec beaucoup de respect et de douceur qu'il faudra le traiter. Les gestes seront cependant profonds, puissants, et cibleront individuellement les organes qui en ont besoin. Masser le ventre a un effet psychologique extrêmement sécurisant et relaxant, même si les manipulations peuvent être un peu douloureuses. Pétrissages, effleurages, pressions glissées ou frottées, tel est le programme bien-être de cette zone si sensible…

1

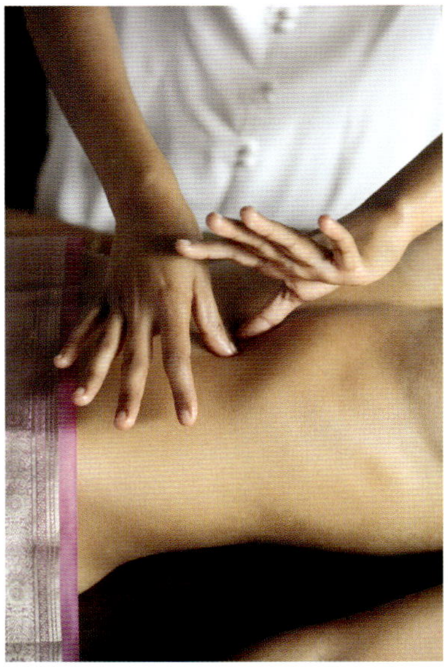

Sous la pression des doigts, effectuée successivement sur les douze marma (points âyurvédiques) de l'abdomen et du thorax, les toxines sont libérées et peuvent être évacuées.

2

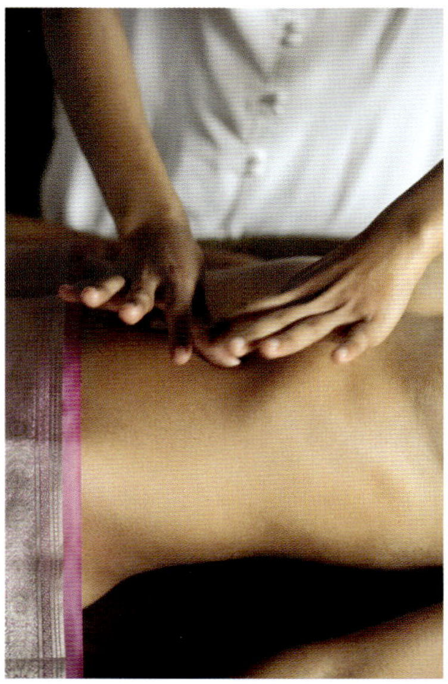

Travailler le manipura chakra (plexus solaire), c'est toucher à la partie émotionnelle de l'être. Ici, ce ne sont pas les toxines qui sont éliminées mais les peines de l'âme.

La manipulation du ventre n'est pas anodine car elle stimule de nombreux organes vitaux. Pour prévenir tout risque d'accident, mieux vaut l'éviter après un repas, un rapport intime ou en cas de problèmes digestifs.

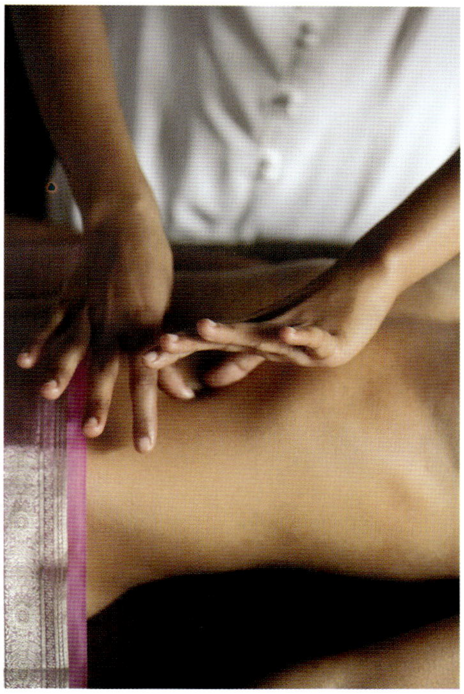

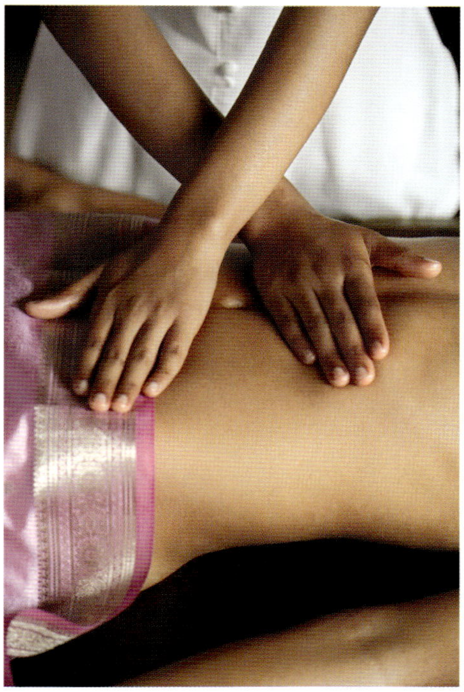

{VIVRE LE MASSAGE}

1

Étape ultime du soin, le massage de la tête conclut la relaxation. Ici, rien n'échappe aux mains expertes. Après avoir étiré et pétri les cervicales, lissé vigoureusement l'ovale du visage, appuyé sur le menton, la lèvre supérieure et les joues, vient le tour du cuir chevelu...

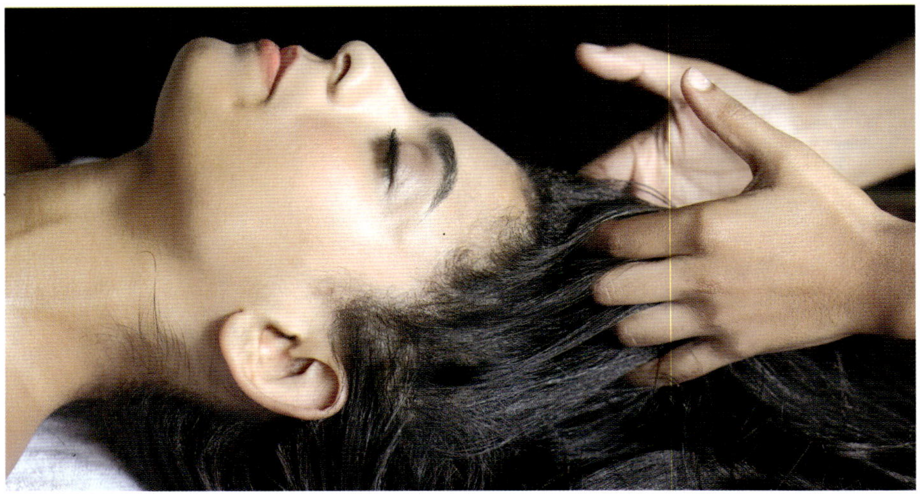

2

Cette gestuelle se nomme *siro vasti* et se traduit par « frotter la tête avec de l'huile ». Après avoir généreusement enduit la crinière d'onguent, on frotte en effet vigoureusement le crâne avec la pulpe des doigts. Les mouvements partent du haut du front pour s'achever sur la nuque. Une fois ce mudrâ accompli trois ou quatre fois, on place les mains sur l'occiput (la naissance du crâne) et on tire comme si on voulait détacher la tête du cou. Le but de la manœuvre ? Activer la microcirculation du cuir chevelu (excellent pour la santé du cheveu) et étirer les cervicales pour les assouplir.

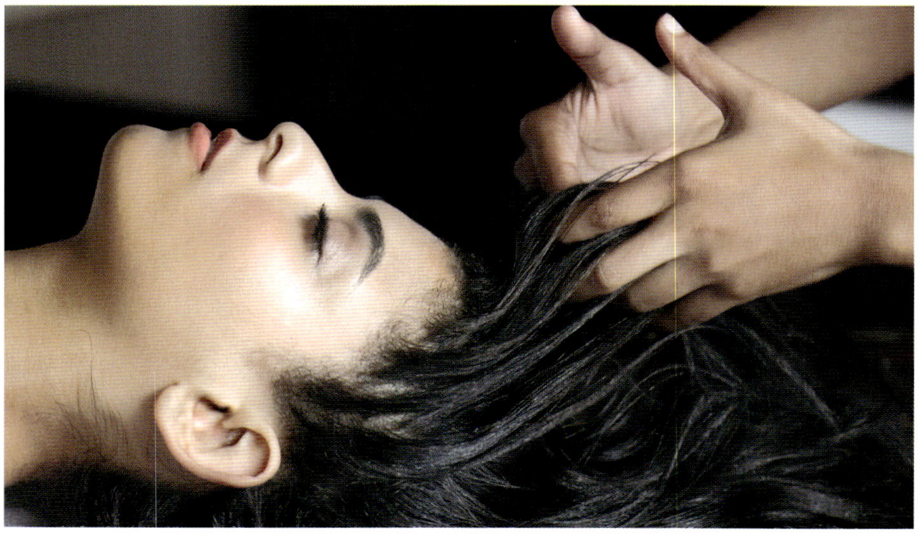

3

Par petites mèches ou par poignées, les cheveux sont tirés par coups secs. Une façon 100 % âyurvédique de relancer l'énergie et de la faire vibrer des racines à la pointe du corps et de l'esprit...

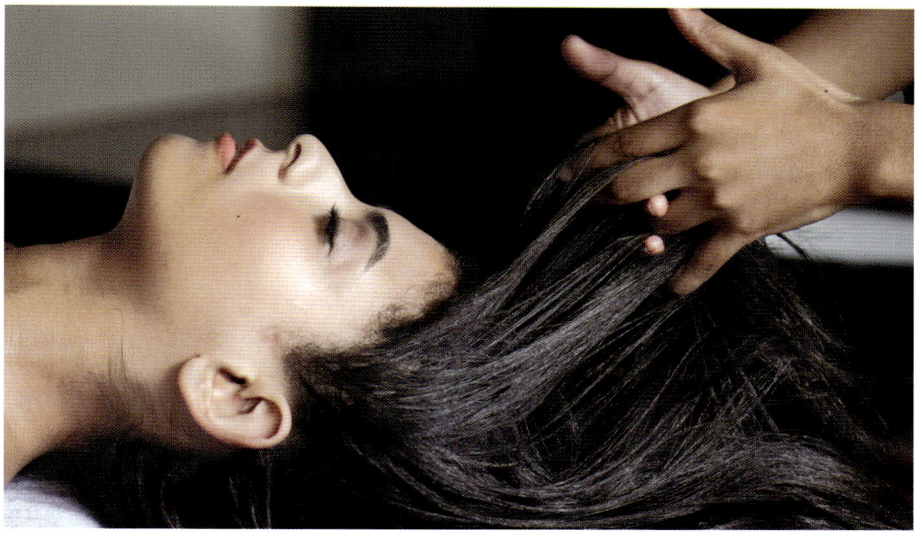

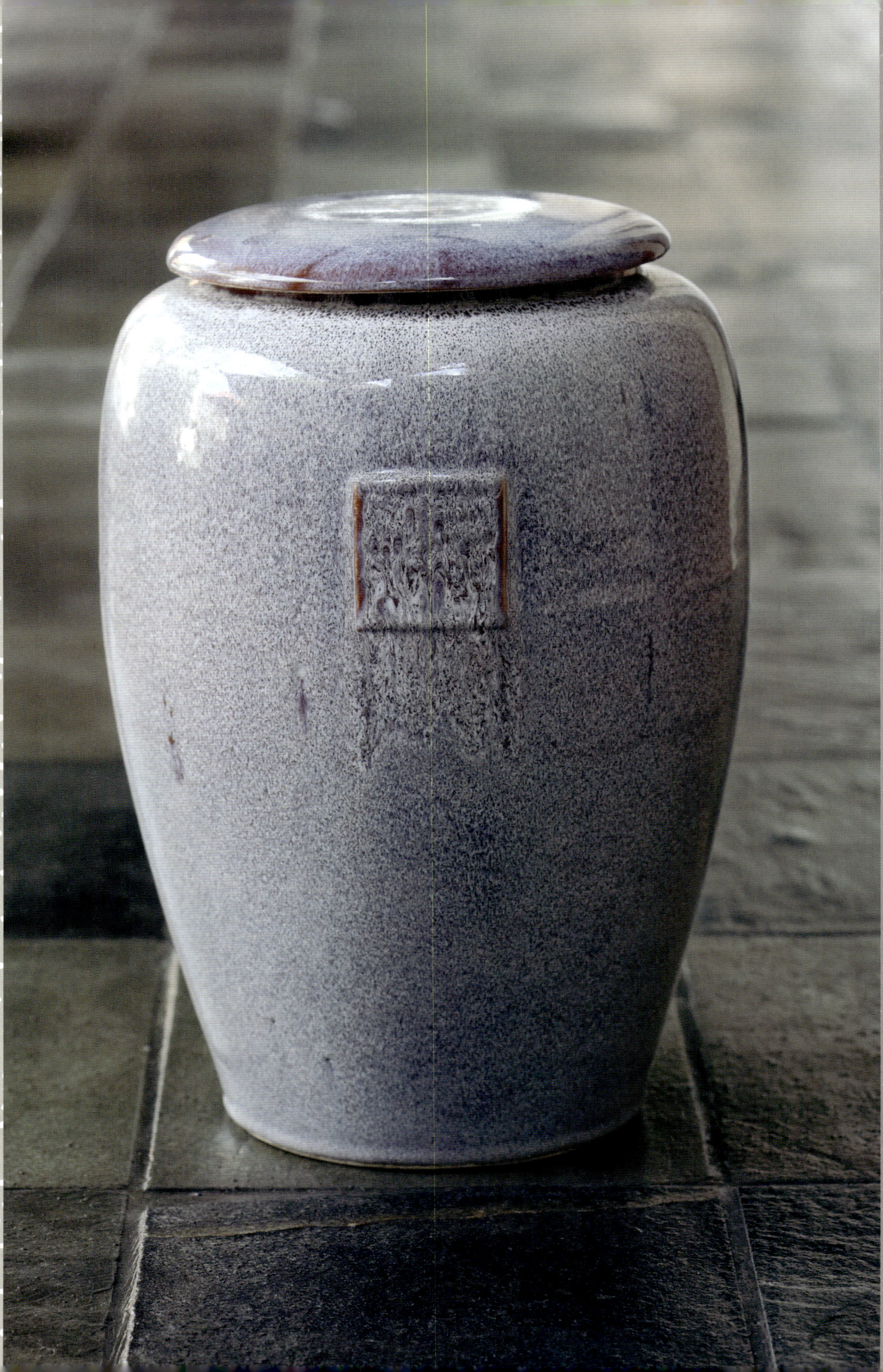

LE TUINA

Vigueur et vitalité

Deux mille cinq cents ans d'histoire et à peine trente ans de purgatoire. Si en 1911, sous la république de Chine, l'élite révolutionnaire s'oppose à toute forme de massage traditionnel, ce dernier ne tarde pas à refaire son apparition… sous le joug du Grand Timonier, soucieux de remettre l'Armée rouge sur pied.

C'est que le massage (*an-mô*) fait partie du quotidien des Chinois. Imprégné des préceptes taoïstes selon lesquels le microcosme humain est une réplique du macrocosme universel, il vise à rétablir l'harmonie entre le corps et la nature environnante.

Le tuina puise ses racines dans la région du Henan au Ve siècle av. J.-C. Il découle des découvertes antérieures en acupuncture et pharmacopée. Sa technique évoluera au gré des travaux de médecins, attachés aux cours impériales.

Comme Zhang Zhongjing, auteur du livre *Shan-han lun* en l'an 156, ou Sun Simiao, qui, sous la dynastie des Tang, mit en évidence les *ah-shi*, points douloureux à la pression du doigt. Soumise à l'évolution des mœurs, cette thérapie manuelle va connaître différentes écoles. Sous l'influence victorienne, pudibonderie oblige, seuls les enfants seront autorisés à en profiter !

A l'écoute du corps, le tuina est aujourd'hui reconnu comme une excellente thérapie préventive. Grâce à une approche sensible de l'individu, il dispense ses vertus antistress.

{Son intention}

Le tuina, dynamique et précis, s'efforce de rétablir une bonne circulation de l'énergie vitale (ou qi) à travers le corps.

Tout retourné par cette force dynamisante, ce dernier affiche sa fatigue.

Avant de s'animer d'un nouveau souffle.

Roy

Portrait de maître

Retour vers les origines

Inutile de s'emparer de clichés pour décrire Roy. Ses origines ? Multiples. Né en Corée de parents chinois, adopté par un père cantonais et une mère française, il évolue à Paris au sein d'une famille de massothérapeutes. Peu attiré par la culture asiatique, le petit garçon va néanmoins suivre la voie familiale. Quelques années de pratique plus tard, il trouve son chemin. Lentement, sans brûler les étapes, il s'initie au tuina. Et réussir, grâce à une technique remarquable, à dénouer les nœuds qui se forment sur un corps. A cet instant, dit-il, il se penche vers la source de la douleur. Son travail consiste alors à faire « digérer » au receveur certaines émotions.

Sa force ? Savoir écouter… même lorsqu'on reste muet face à lui.

{Ses leçons de vie}

1 – Rester humble même si l'on a acquis de la notoriété dans son domaine.
Il y a toujours tout à apprendre.

2 – Choyer ses pieds. En Occident, on reste d'une pudeur excessive par rapport à eux.
Ils méritent pourtant toute l'attention puisqu'ils portent le poids du corps.

3 – Soigner sa posture. Toujours plier ses genoux si l'on se baisse.
Sinon, gare aux traumatismes lombaires.

4 – Honorer son « habitacle ».
Par le biais d'exercices doux et de massages, rendre hommage à son corps.

5 – S'initier aux bienfaits des huiles essentielles. Véritables quintessences des plantes,
elles sont redoutables d'efficacité. Mais s'utilisent toujours avec la plus grande précaution.

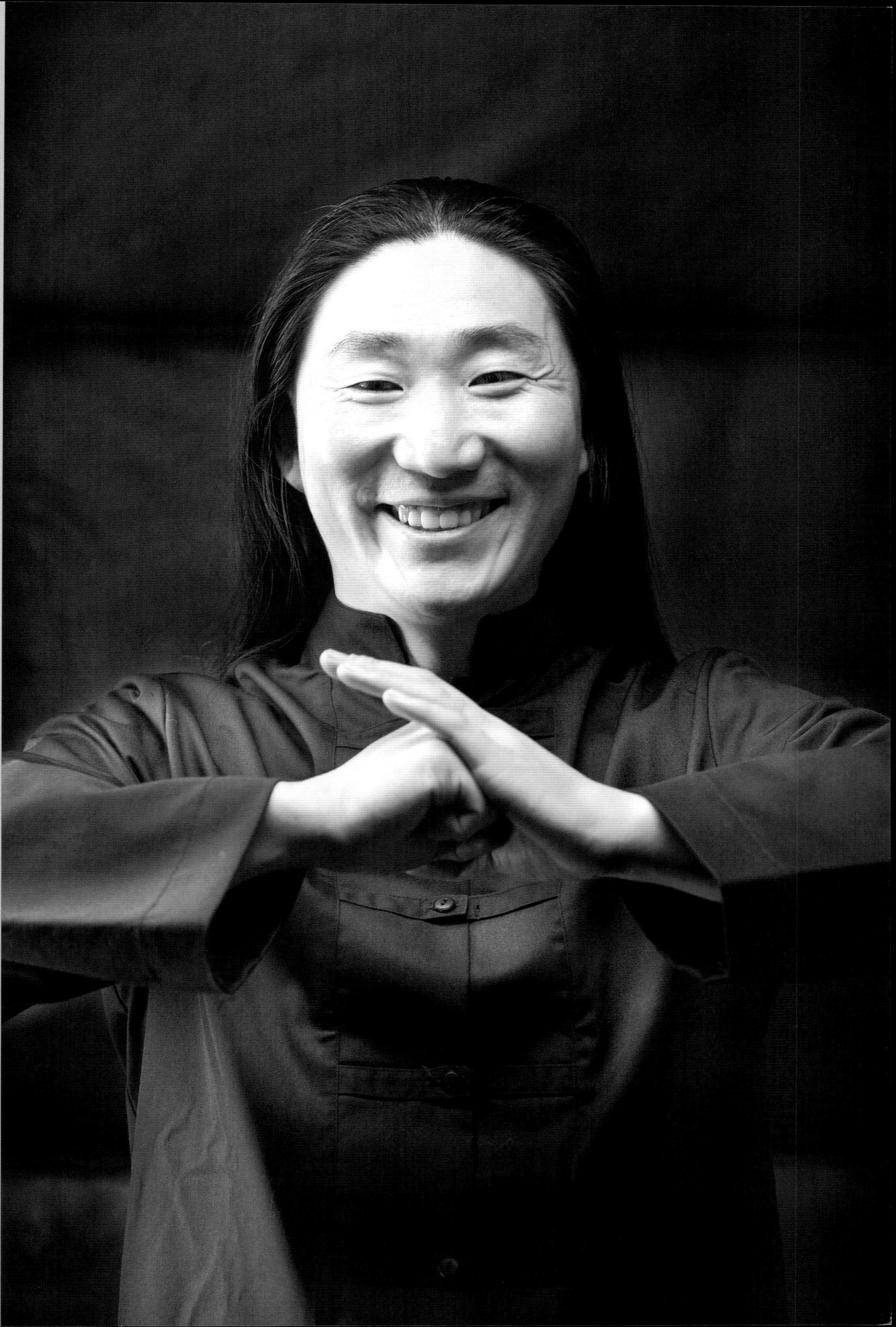

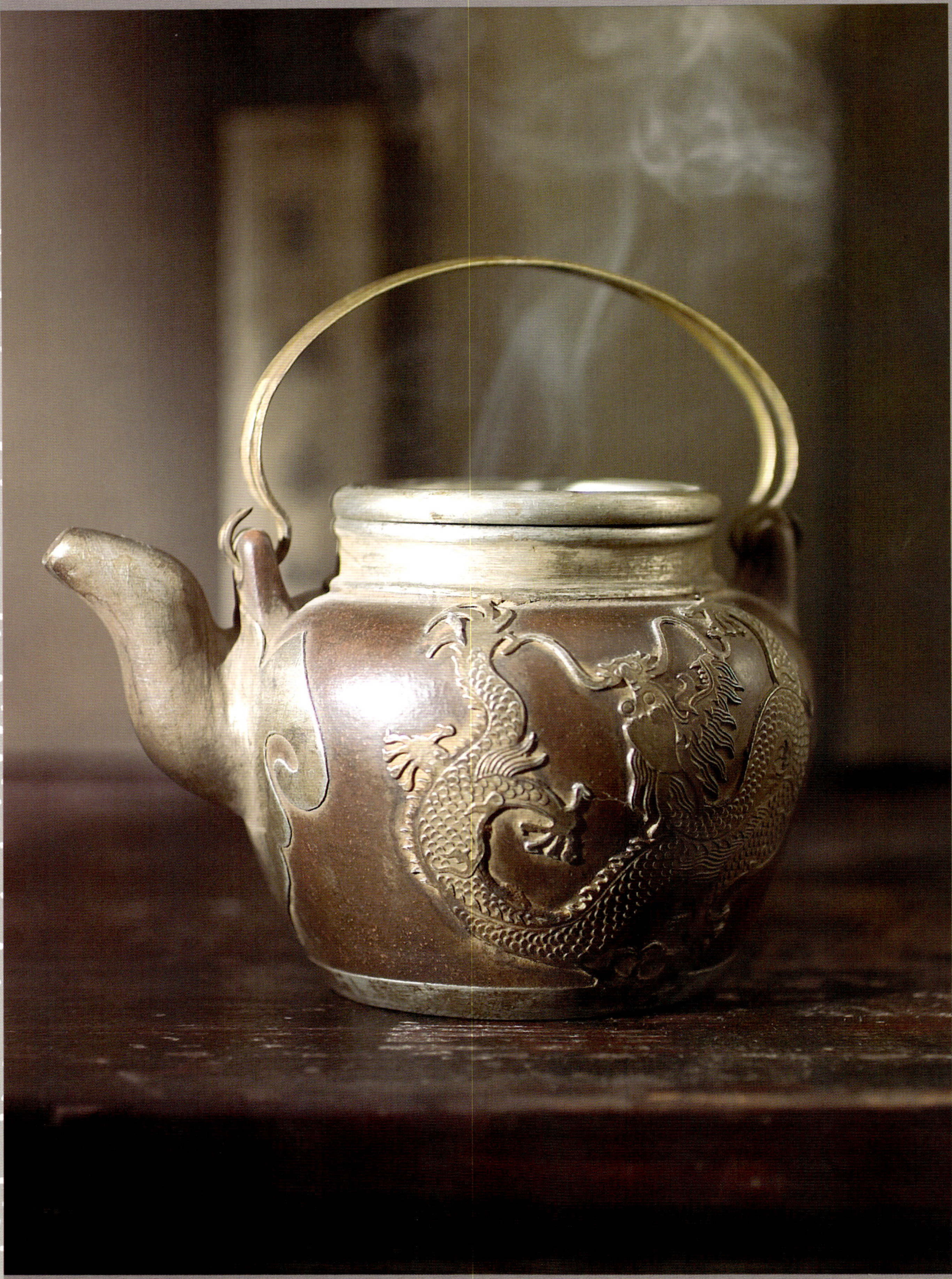

DÉLICE MAISON

Infusion douce de thé vert perlé et de bouton d'osmanthe

Ingrédients

- *Une eau des montagnes, non calcaire, à la saveur parfaitement neutre qui permettra aux tanins de trouver leur équilibre*
- *1 cuillerée à café bombée de thé vert perlé*
- *1 bouton de fleur d'osmanthe*

Le massage stimule le métabolisme et l'oxygénation des organes et des tissus. Il conviendra, juste après, de boire une boisson chaude, comme un simple verre d'eau, pour accélérer le processus et éliminer les toxines. Ou, ultime raffinement, d'opter pour une décoction de thé de jade (province du Fujian) et de fleur sacrée. D'après la pharmacopée chinoise, ce breuvage apaise l'esprit et soulage les douleurs articulaires.

Préparation

Remplissez une théière d'eau brûlante puis videz-la.
Versez le thé et la fleur d'osmanthe dans la théière.
Couvrez. Laissez infuser 2 minutes.
Dégustez…

La saveur végétale de ce thé vert, associée au parfum suave et jasminé de la fleur d'osmanthe, exalte un goût exquis. Alors qu'au contact du liquide, le bouton s'ouvre et libère ses effluves, laissez-vous embarquer dans cette escapade céleste. Ultime étape d'une parenthèse bien-être pour se ressourcer.

« Normalement, eau et feu ne se tolèrent pas.
Dans la voie du thé, non seulement ils se tolèrent, mais ils profitent l'un de l'autre. »
Lu-Yu, maître de thé

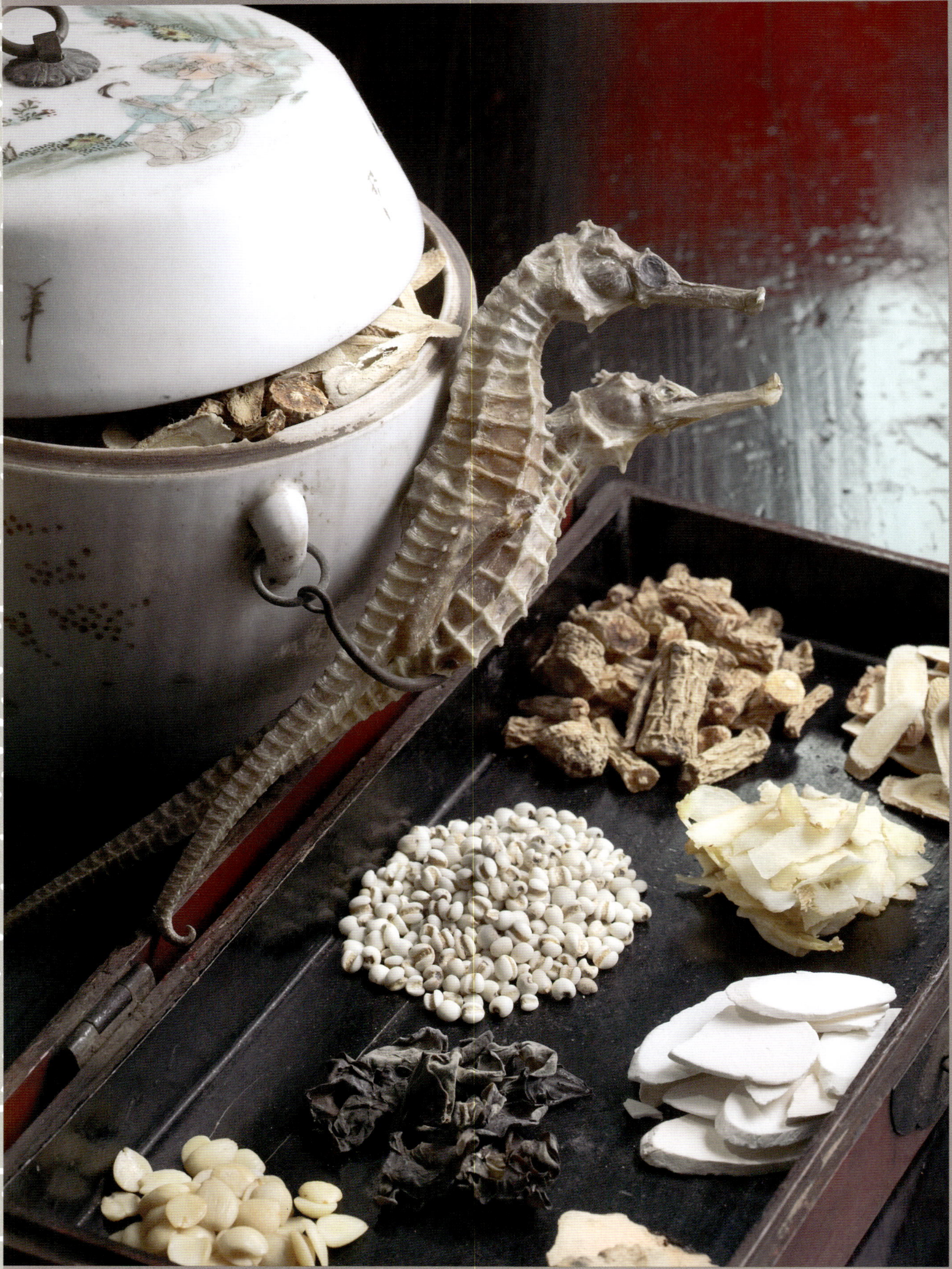

LA PHARMACOPÉE CHINOISE

Remède universel

Somme des acquis de la médecine et de la pharmacopée chinoise, le *Ben Cao Gang Mu* de Li Shizhen (1518-1593) cite onze mille ordonnances. Une multitude de substances médicinales du règne végétal, minéral et animal y sont décrites. Parmi elles, l'os de seiche, les fleurs de chrysanthème, les pierres broyées de magnétite ou encore… l'hippocampe séché. Redoutables d'efficacité ou fortes de leur symbolique populaire, ces potions étaient prescrites en synergie avec des massages.

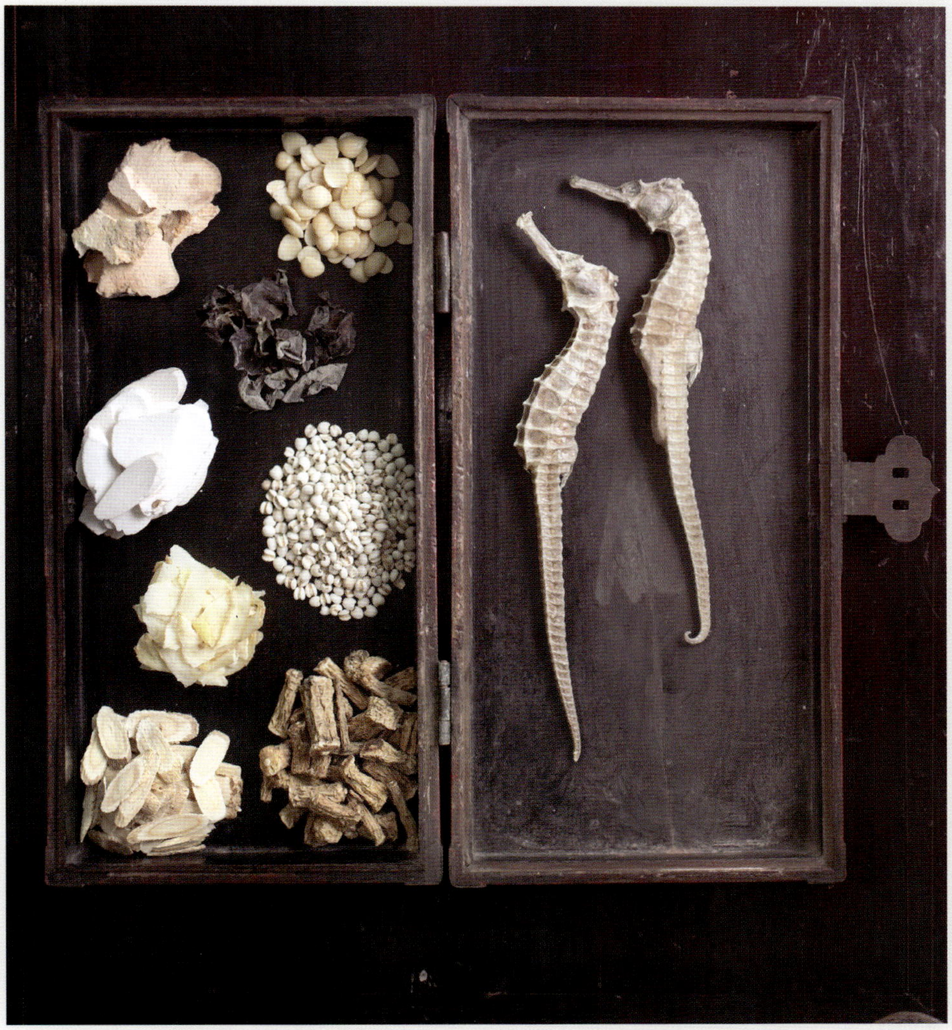

{VIVRE LE MASSAGE}

1

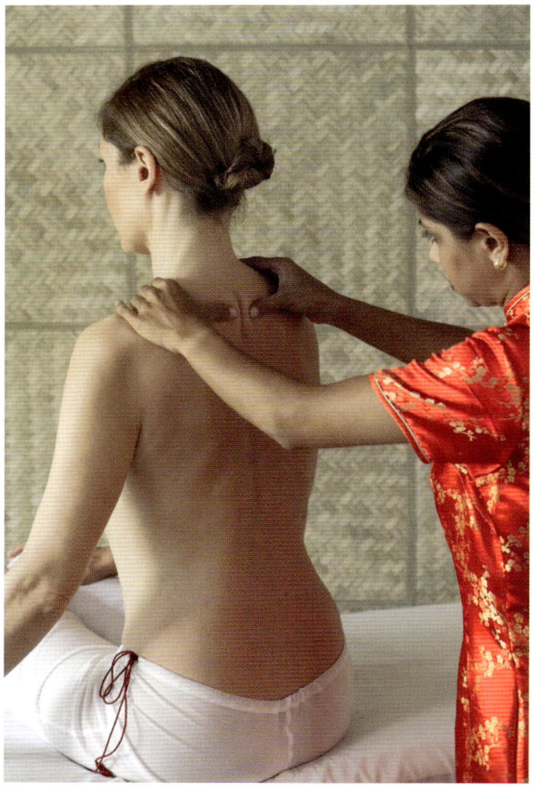

Traditionnellement, avant toute mobilisation, le praticien établit son diagnostic. Prise de pouls, écoute des sons, perception des odeurs et interrogatoires sont autant d'éléments qui lui permettent d'adapter son art...

... Un art, plutôt qu'une pratique. A chaque corps, sa demande... Pour bien appréhender son « paysage intérieur », il est nécessaire que celui-ci soit déshabillé, le plus souvent torse nu. Le praticien observe alors avec précision la charpente avant de toucher du doigt les nœuds qui s'y sont formés.

2

Poussées (tui) et prises (na) sont les manœuvres les plus utilisées.

• De haut en bas, la poussée s'effectue avec la pulpe du pouce. De bas en haut, avec l'ongle. De temps à autre, la paume de la main, apaisante, se pose.

• La prise exige plus de fermeté ! Le praticien saisit un point d'acupuncture ou une masse musculaire avec trois doigts puis le relâche de façon dynamique en amplifiant le mouvement.

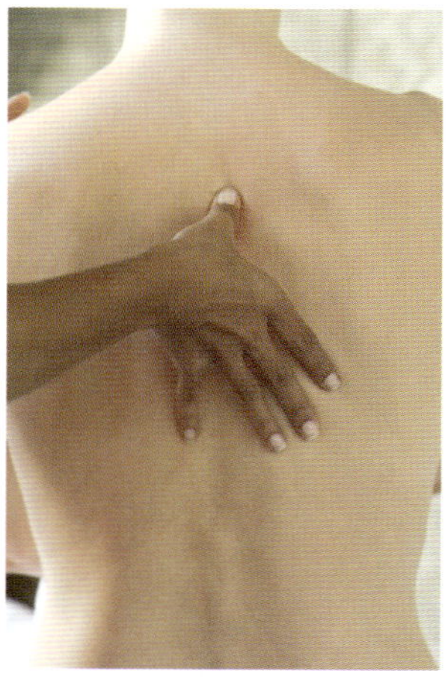

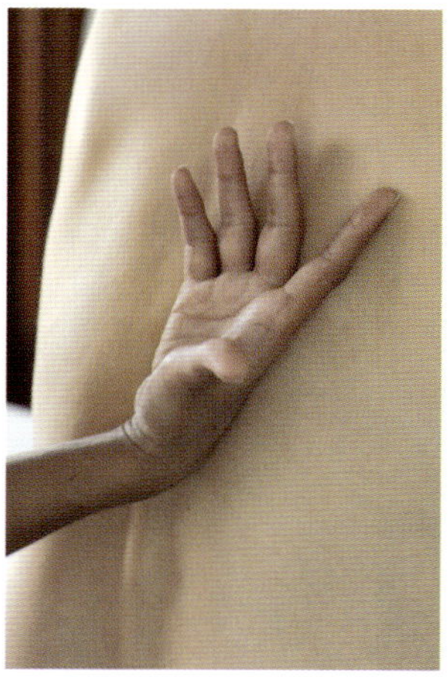

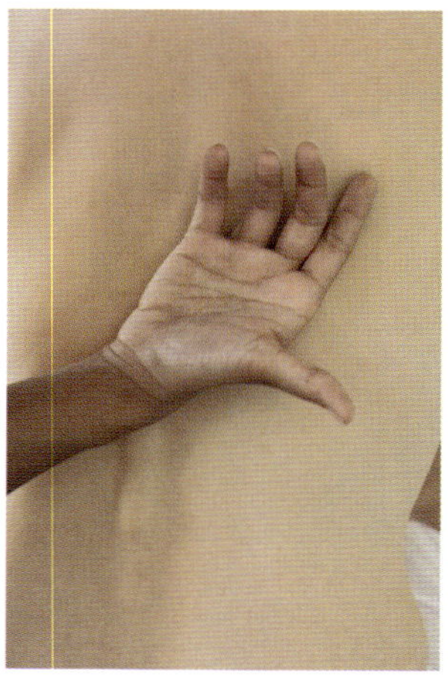

Roulements, pressions, tapotements, battements, martèlements et vibrations s'enchaînent pour parfaire le travail.

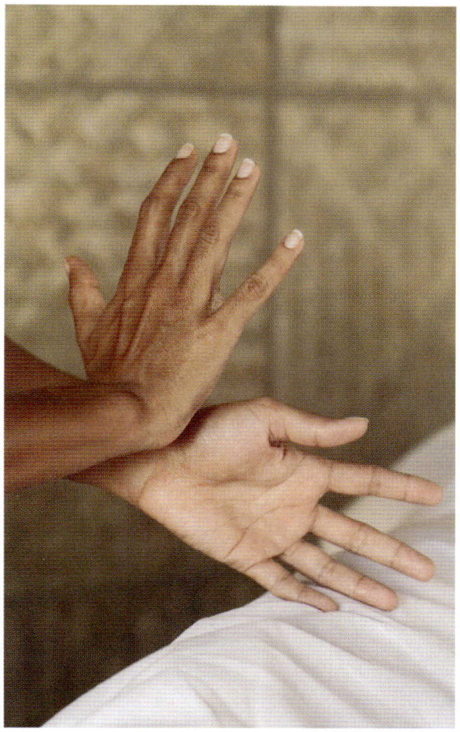

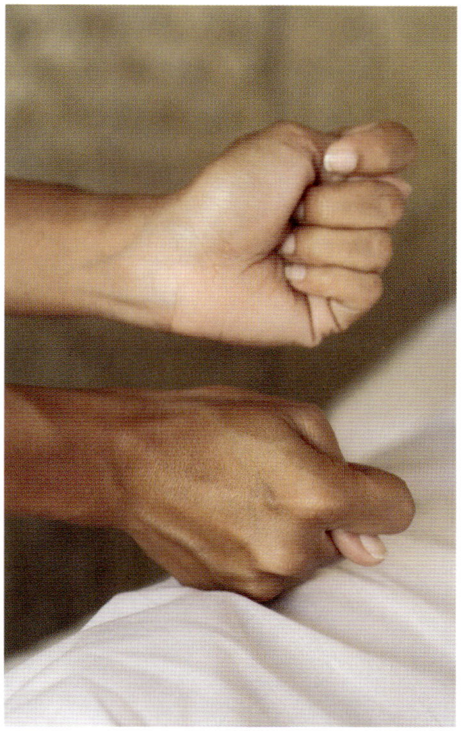

Grâce au massage, le yin et le yang s'opposent et s'engendrent à nouveau dans un équilibre parfait. Dans une ronde perpétuelle avec les cinq éléments…

LA TÊTE, VOÛTE CÉLESTE

1 Dans la cartographie du corps chinois, la tête représente la voûte céleste. Le tuina permet de chasser le vent (si celui-ci est en excès) afin de soulager céphalées et fatigue.

2 Petits pincements, frictions, poussées, frottements sont effectués avec les deux pouces. Préalablement trempés dans un bouillon d'oignon et de gingembre, ils travaillent sur tout le visage, s'attardant plus particulièrement sur la zone intersourcilière et les tempes. La stimulation de ces zones, situées sur le méridien gouverneur, aide au relâchement et à la détente.

3 Soumis à ce régime, il convient d'accueillir les bouleversements. Joie, colère, tristesse, chagrin, mélancolie, peur et crainte : ces émotions au nombre de sept sont en relation étroite avec les organes. Selon la médecine chinoise, elles doivent s'équilibrer afin que règne l'harmonie.

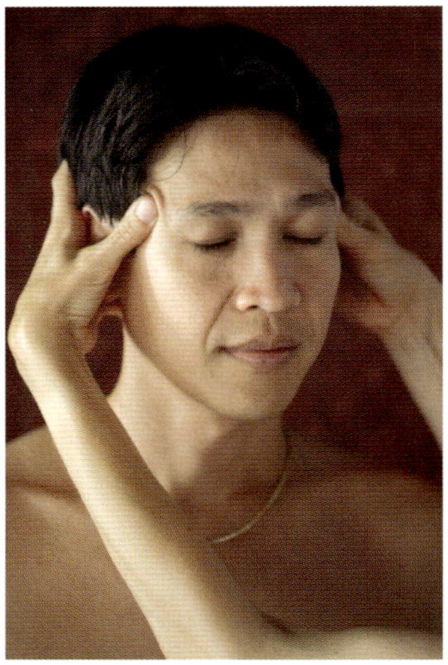

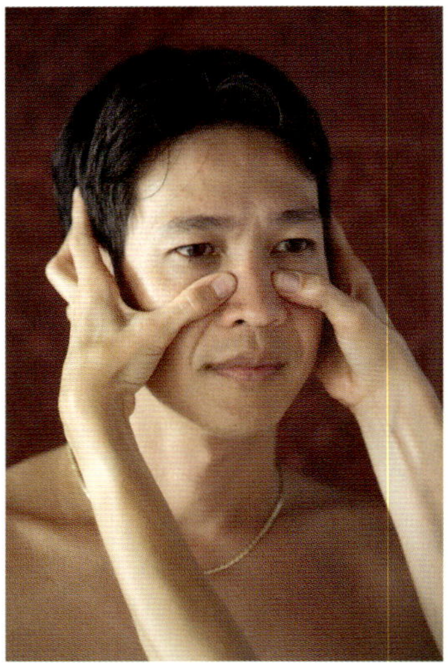

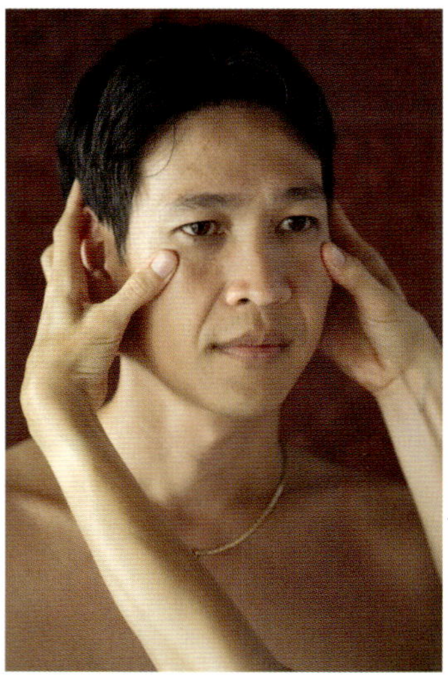

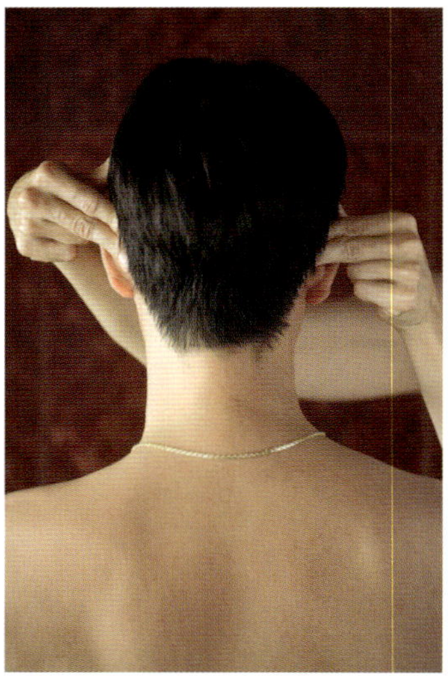

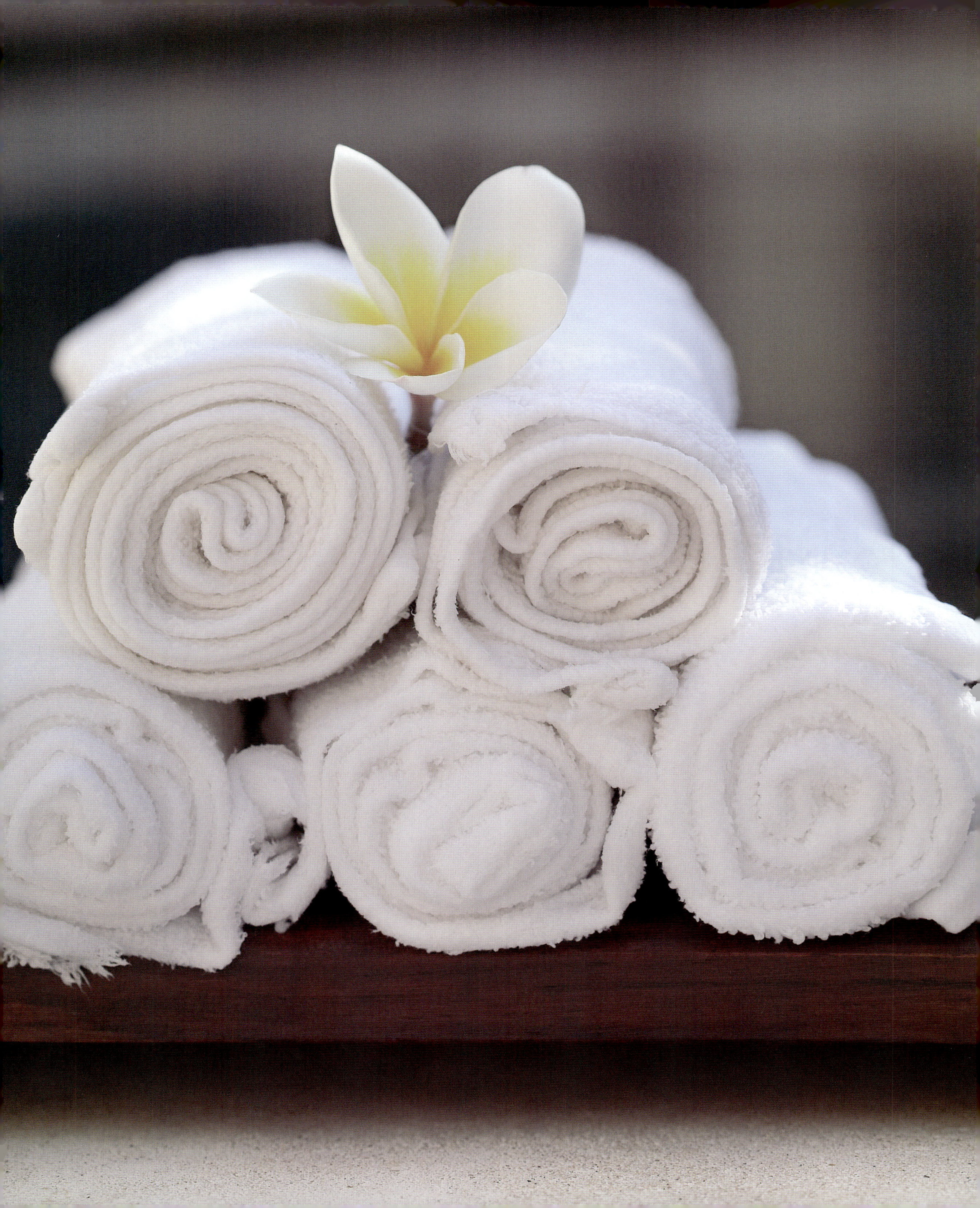

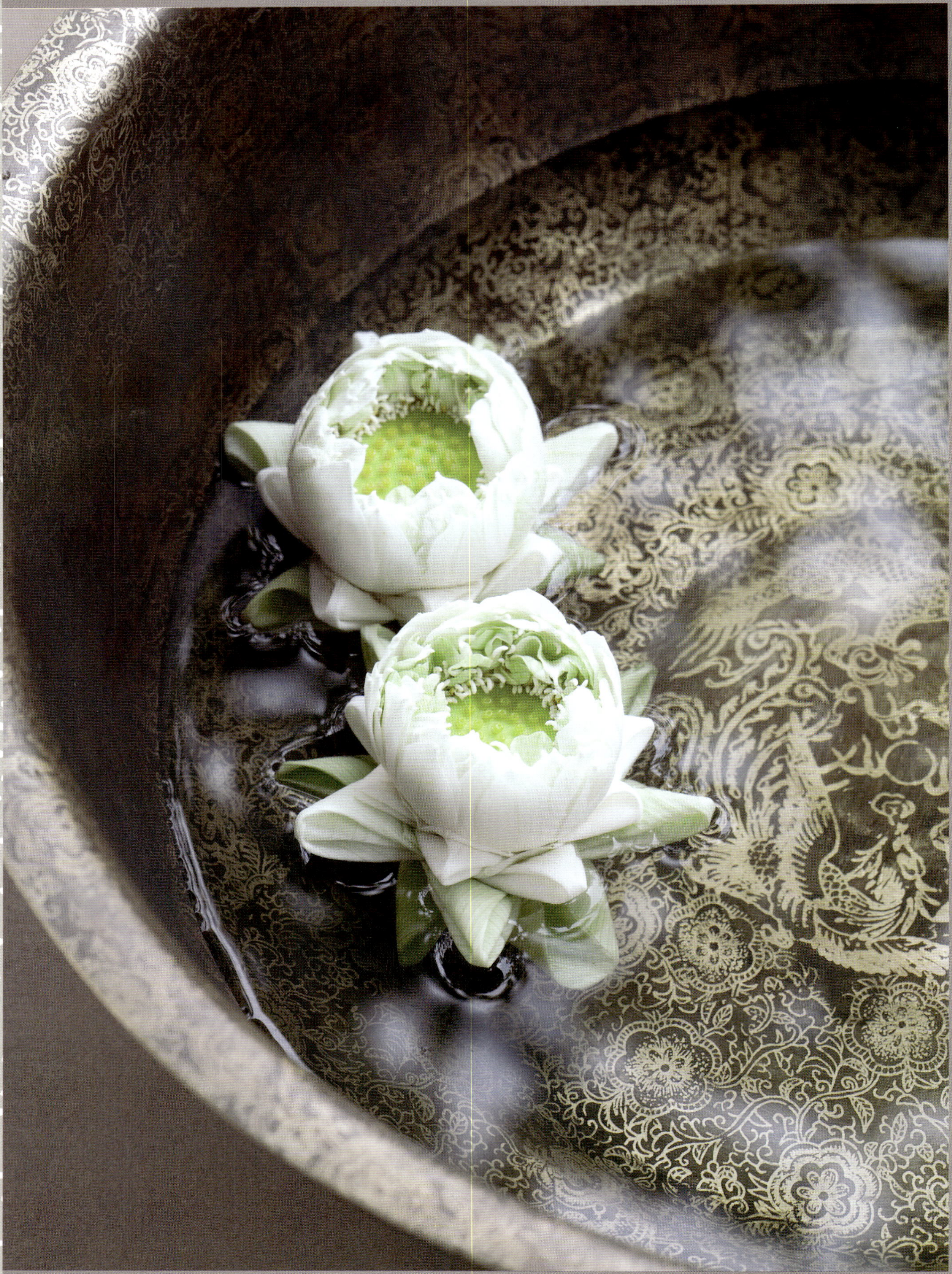

LA FLEUR DE LOTUS

Cette merveille aquatique plonge les Chinois dans un doux état de torpeur

Le lotus ? Une fleur solitaire, sublime, qui s'élève au-dessus des eaux troubles pour mieux imposer sa pureté. De fait, son aspect immaculé en fait un symbole de prospérité et d'amour pour le peuple chinois… Regardez-la un moment pour vous imprégner de ses vertus. Et laissez flotter votre imaginaire.

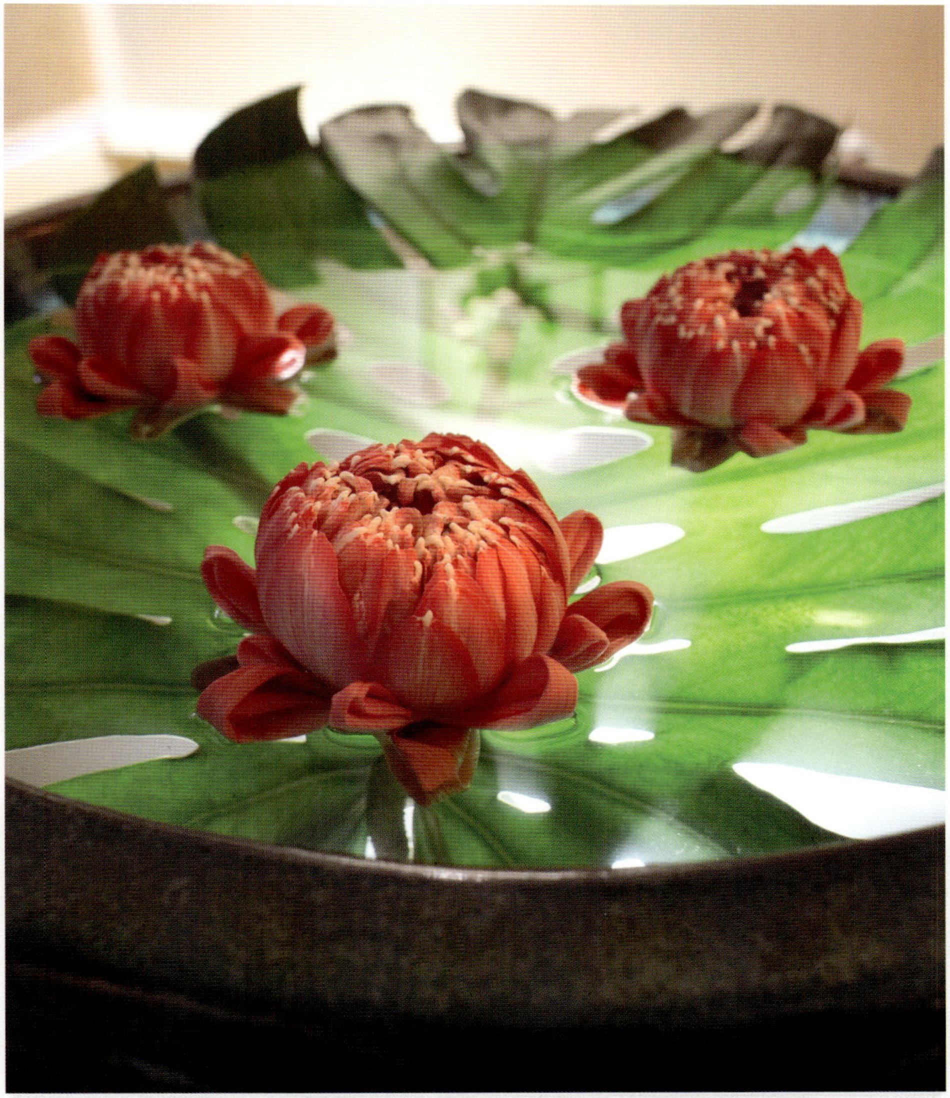

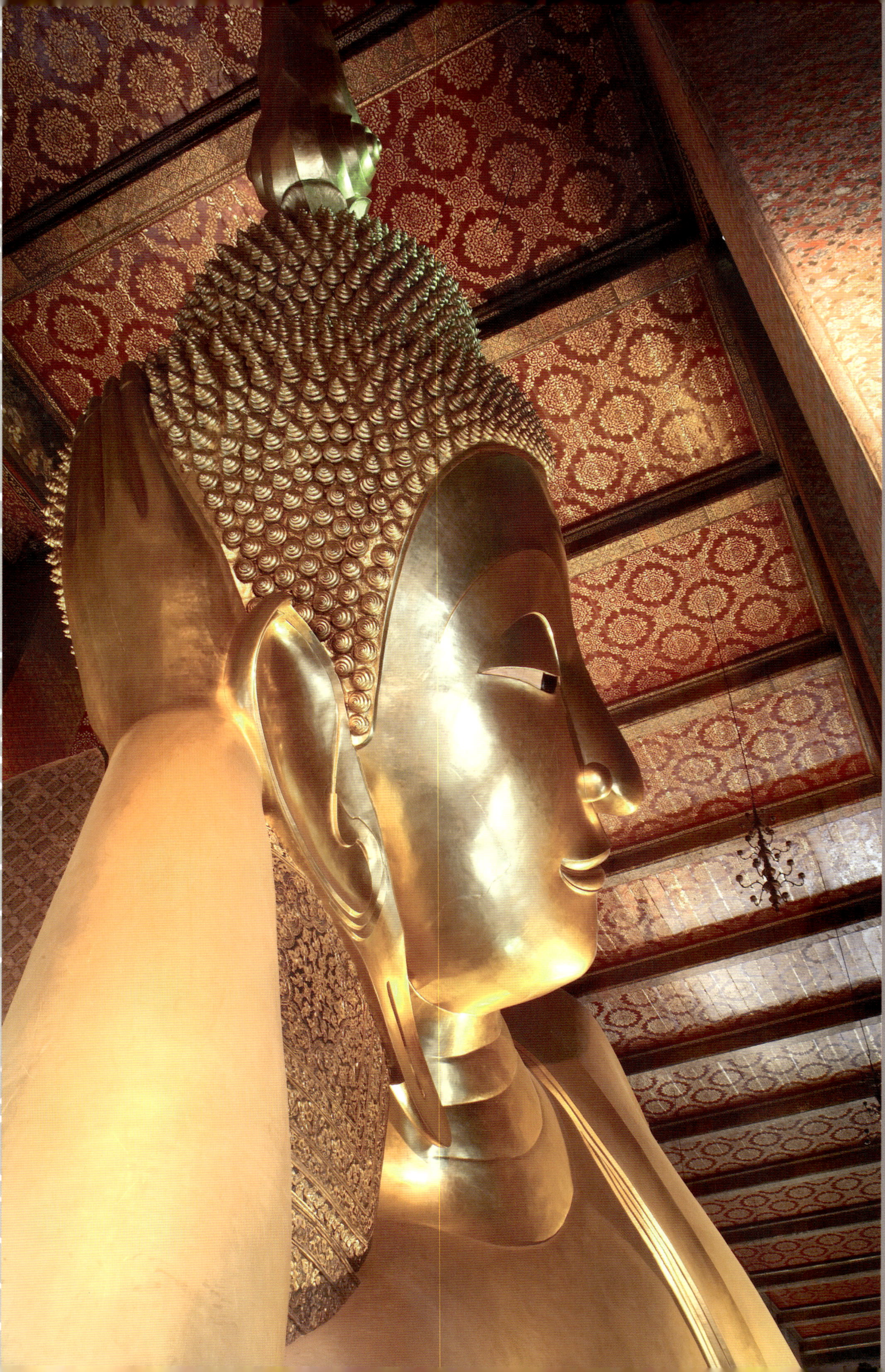

LE NUAD BO' RARN

Extases et étirements

A Bangkok, cité grouillante et merveilleuse, évoluent des temples, havres de paix improbables comme le Wat Po où est enseigné et prodigué le massage nuad bo' rarn.
Shivago Komarpaj, médecin du nord de l'Inde et ami de Bouddha, serait à l'origine de cette thérapie du corps et de l'âme. Imprégnée par l'âyurveda, la médecine chinoise et la philosophie bouddhique, elle concentre le meilleur de la médecine orientale et participe à la grandeur du royaume de Siam.
Entre yoga, acupuncture et mobilisation des énergies, le nuad bo' rarn fut transmis oralement puis retranscrit sur des feuilles de palme, conservées dans la bibliothèque d'Ayuthaya. Jusqu'en 1767, où la ville fut détruite par les Birmans. Bangkok devint la nouvelle métropole en 1781. Quelques années plus tard, Rama III fit construire, au sein du Wat Po, un centre de médecine. Les sen (ou lignes d'énergie à l'instar des méridiens chinois) y sont à nouveau décrits avec art et précision. De même que les recettes de pharmacopée locale et le déroulé du massage.

Cette technique traditionnelle a pâti de ses avatars érotiques des bordels de Bangkok et de l'assimilation abusive qui en a été faite. Aujourd'hui, elle a enfin retrouvé ses lettres de noblesse. Et si elle n'évoque rien de sexuel, elle entend bien redonner aux corps endoloris ou endormis tout leur dynamisme et leur sensualité.

{Son intention}

Sous la forme d'un balai incessant, le massage thaï, subtil, travaille sur le corps énergétique interne.

Le terme de cette discipline ? Une réconciliation avec soi-même mais aussi avec les autres.

SOUDAINEMENT DELIE, EN PHASE, LE CORPS RETROUVE SA PUISSANCE.

Suraphon Chaemchanrus

Portrait de maître

La force placide

De sa mère, l'une des premières masseuses à avoir intégré l'école du Wat Po dans les années 1970, Suraphon semble avoir hérité d'un caractère altruiste. Enfant, la petite fille ne massait-elle pas quotidiennement ses parents ? Alors que, de retour du travail, leur corps, encore endolori par l'effort, répondait difficilement aux sollicitations. Fort de cette éducation, l'homme est désormais l'une des figures emblématiques du Wat Po. Avec une force placide, irrésistible, il enseigne depuis quinze ans son savoir. Et c'est avec le poids de son corps et la force de son mental qu'il résorbe les blocages et libère les esprits.

Avec le poids de son corps et la force de son mental, il résorbe les blocages.

{Ses leçons de vie}

1 – Amorcer la journée par une prière. Pour agir avec force et sérénité.

2 – S'adonner à une activité physique régulière et douce, comme la marche ou le vélo. Le dépassement de soi ne s'accomplit véritablement que dans l'amour !

3 – Faire preuve de compassion. De cet état jaillit la bonté qui mène au sentiment de joie.

4 – Aimer son travail tout en trouvant de l'excitation ailleurs. Pure loi d'équilibre.

5 – Mâcher quelques feuilles de basilic (*bai maeng-lak*) à la moindre baisse de tonus.

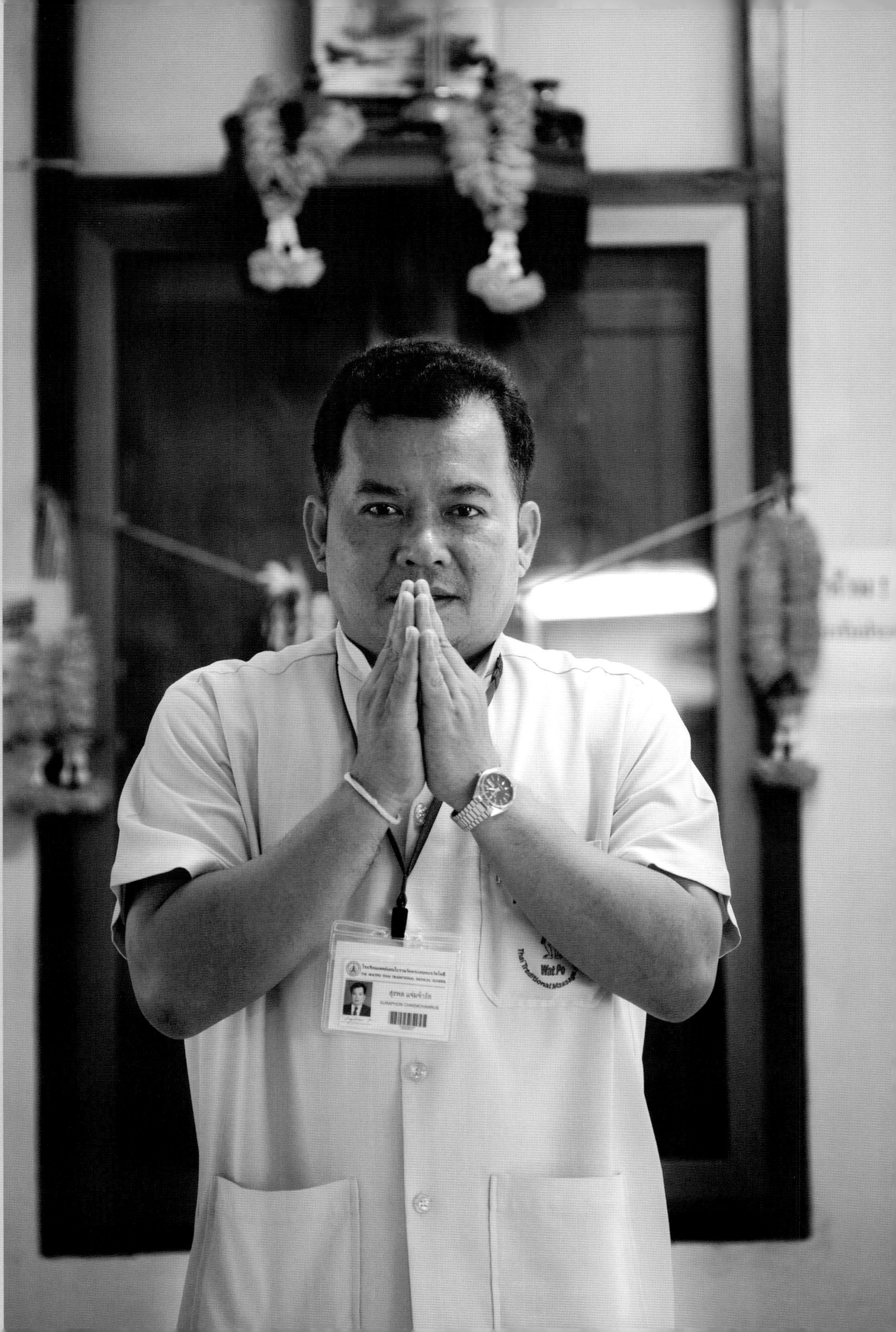
Wat Po

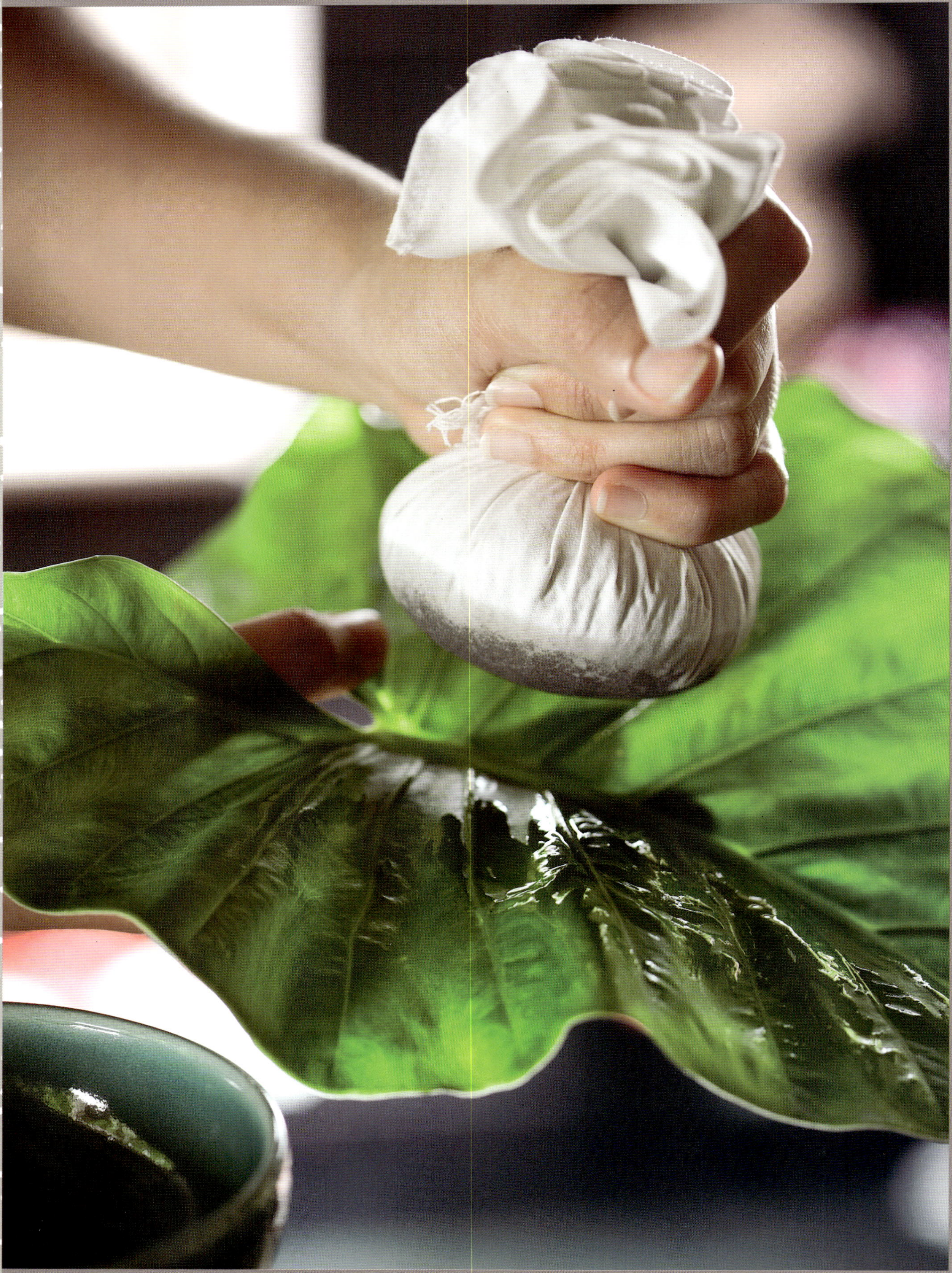

DÉLICE MAISON

Huile réconfortante et herbes chaudes médicinales en aumônière

Ingrédients
- *2 tiges de lemon-grass*
- *2 petits rhizomes de curcuma*
- *1 rhizome de gingembre*
- *2 feuilles d'eucalyptus*
- *2 feuilles de menthe*
- *1 petit morceau de camphre*

Le tout haché menu.

Le nuad bo' rarn se pratique sans huile de massage. Néanmoins, dans un second temps, il peut être associé à un soin volupté qui optimise les bienfaits du massage. Et achève, en beauté, le rituel magique.

Concoctez, chez vous, des petites aumônières bourrées d'herbes médicinales aux notes camphrées et hespéridées. Elles s'appliquent, chauffées à la vapeur*, sur le corps préalablement oint d'huile de sésame. L'effet conjugué des plantes et de la chaleur provoque une vasodilatation intense et soulage les courbatures. Plus souple, le corps, subtilement réchauffé, glisse alors progressivement vers le plaisir.

* Faites un essai sur la main avant toute application. Le pochon doit être chaud, mais pas brûlant.

Le bon geste

Tenez fermement le tampon par son extrémité. Faites-le glisser le long du corps. Dès que vous rencontrez une zone de tension, effectuez des petites pressions roulées, en circulaire. Pressée, l'aumônière libère son jus médicinal. Il pénètre dans les pores pour y libérer tous ses actifs.

Préparation

Pour l'aumônière, prenez un carré de toile de lin ou de mousseline.
Rabattez les coins et tordez le tissu. Nouez à l'aide d'un fil ou d'un ruban.

{VIVRE LE MASSAGE}

Le nuad bo' rarn se pratique le plus souvent au sol, sur un matelas fin recouvert d'un tissu de soie. Le praticien aime à se sentir digne, revêtu de son costume traditionnel. Pour lui, cela participe à l'harmonie. Le receveur est habillé d'un simple ensemble de coton. Le plus ample possible, afin de faciliter les enchaînements…

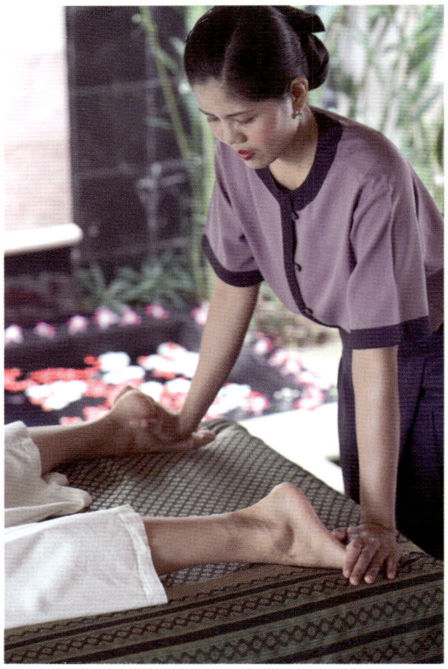

Chaque personne est considérée comme unique. Et mérite à ce titre une attention particulière. En prélude d'un massage, le praticien récite une prière dédiée au maître Shivago Komarpaj en langue originale, le pâli. Cet éveil spirituel lui permet d'effectuer son travail l'esprit allégé. Et facilite sa capacité d'écoute à l'autre.

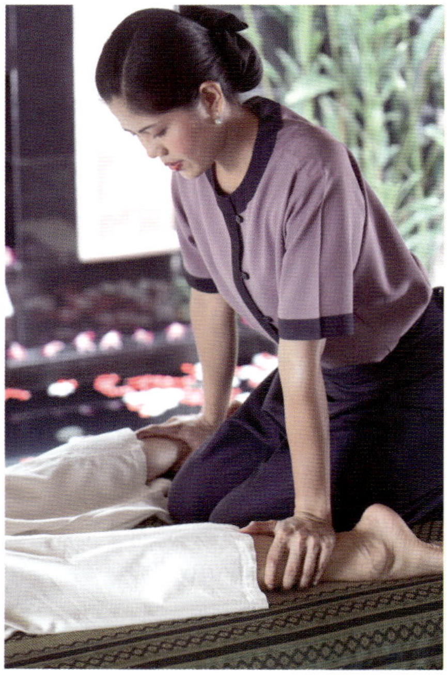

Le thérapeute se pose pour insuffler un tempo qui sera le même pendant tout le massage. Il débute toujours la séance en effectuant des pressions avec la paume des mains sur les pieds. Afin que l'énergie remonte de la racine à la tête.

Le travail s'effectue principalement par pressions palmées, pression des pouces, postures d'étirement et mobilisations articulaires. Coudes, genoux, pieds ou avant-bras sont utilisés avec dextérité.

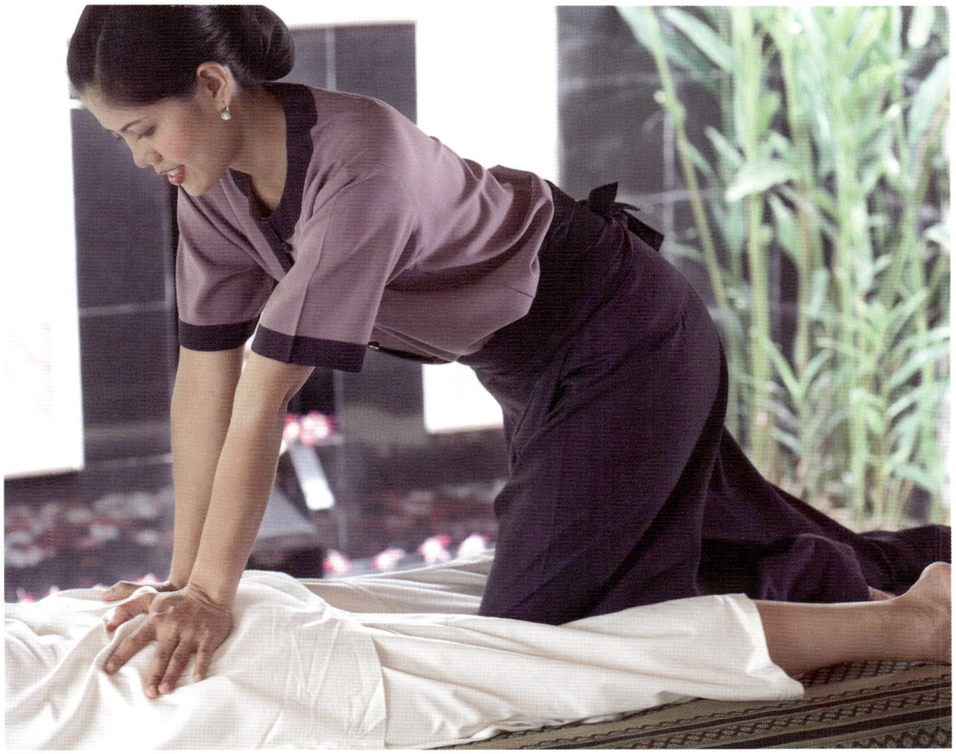

{VIVRE LE MASSAGE}

5

De longs étirements permettent de bien positionner le corps. On pourra alors faire circuler le prâna (ou essence vitale) à travers les dix sen. Ces lignes d'énergie ou canaux concentrent des points réflexes similaires aux méridiens chinois.

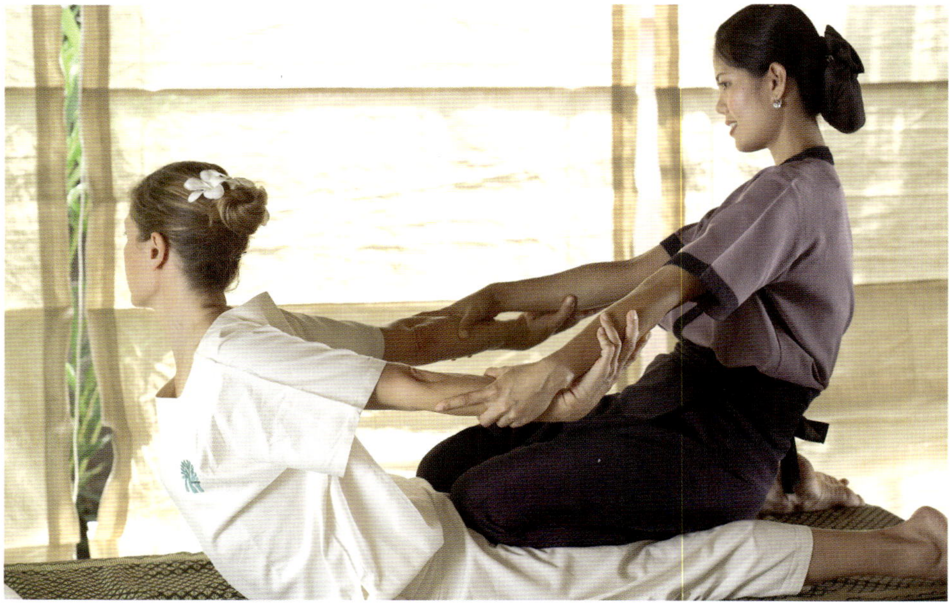

6

Pratiqués sur le carrefour de l'aine, les clavicules et les aisselles, des points de compression visent à relancer la circulation sanguine et favorisent l'élimination des toxines.

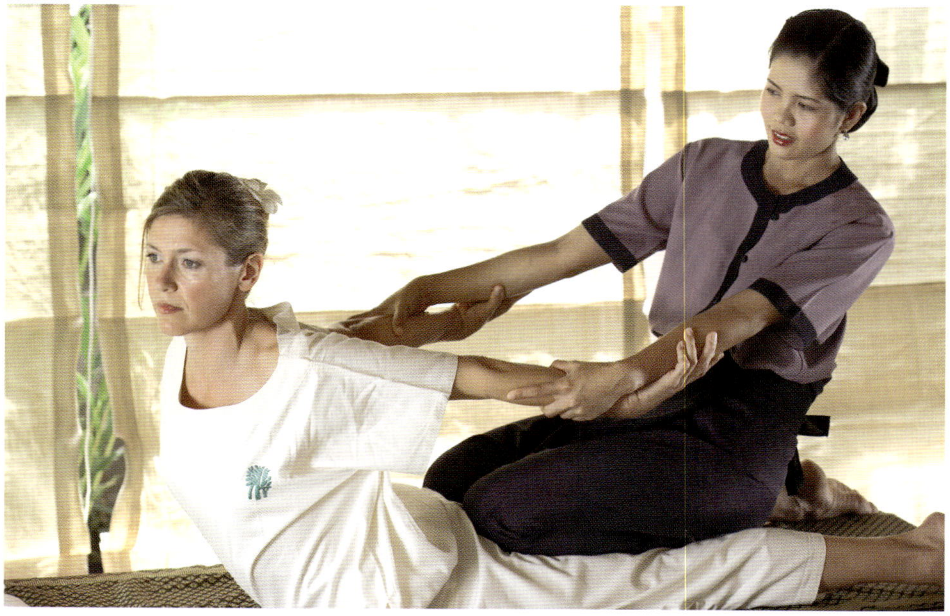

7

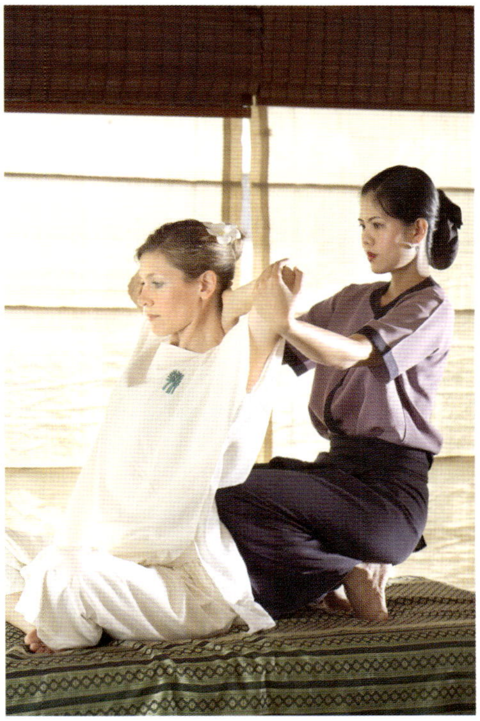

Le rythme est à la fois lent et doux. Le masseur enchaîne les gestes avec précision et fluidité. Progressivement, ces derniers deviennent de plus en plus impressionnants. Jusqu'à ressembler à un ballet.

8

Le receveur, guidé par son « maître », pratique alors une sorte de yoga passif. Et se retrouve dans des asanas (ou postures) qu'il ne se serait jamais senti capable d'effectuer.

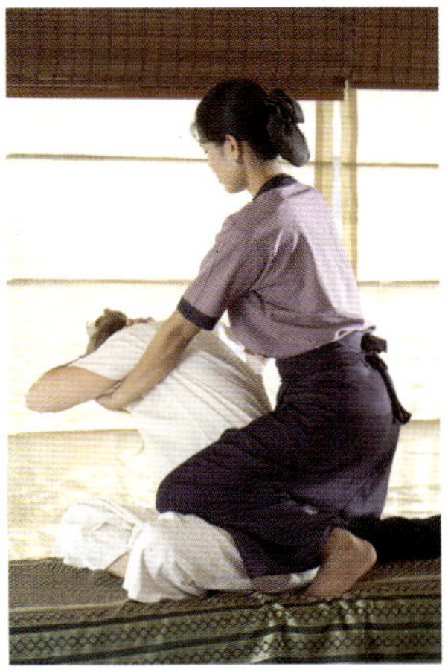

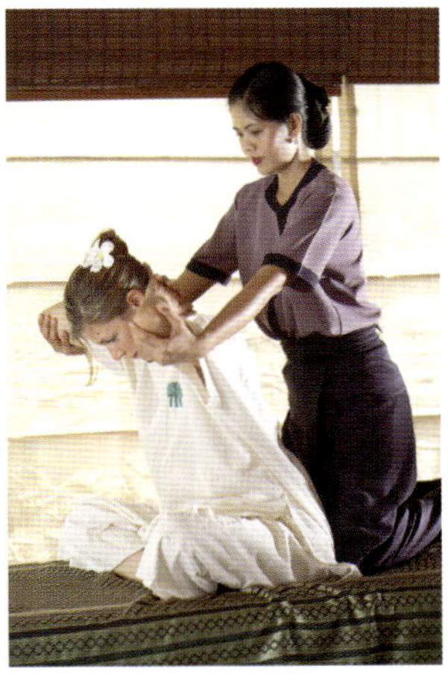

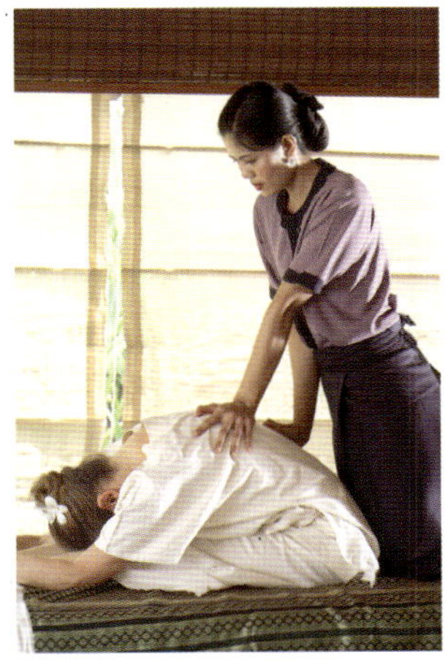

« LIBÉRÉ, LE CORPS EXULTE »

{VIVRE LE MASSAGE}

9

La séance s'achève en douceur. Maintenant que le corps est libéré, les tensions apaisées et la garde abaissée, on se laisse lentement prendre le visage en main.

10

Douces et enveloppantes, les mains balayent l'ovale du visage et se posent à l'écoute, sur le front. Le masseur fait ensuite rouler les pouces sur les maxillaires, les lignes du front, les tempes. Des petites pressions sur les sourcils, particulièrement relaxantes, viennent compléter la manœuvre. Une merveilleuse façon d'apaiser l'esprit, fin prêt, alors, à vagabonder.

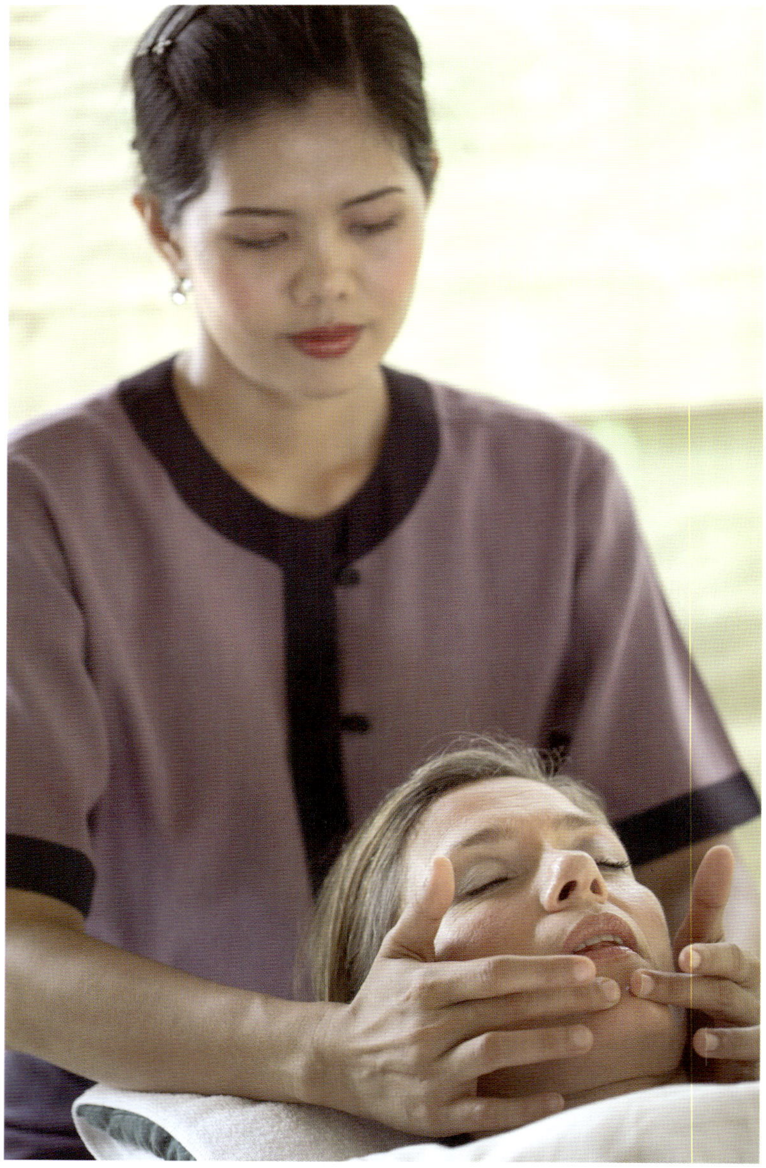

« LES MAINS SE POSENT, À L'ÉCOUTE, SUR LE VISAGE. »

Le tintement de petites percussions vient sonner la fin du voyage. On replonge dans le temps présent. Reprendre ses esprits ? Oui, lentement… Une infusion de citronnelle ou de gingembre accompagnera alors cette parenthèse délicieuse.

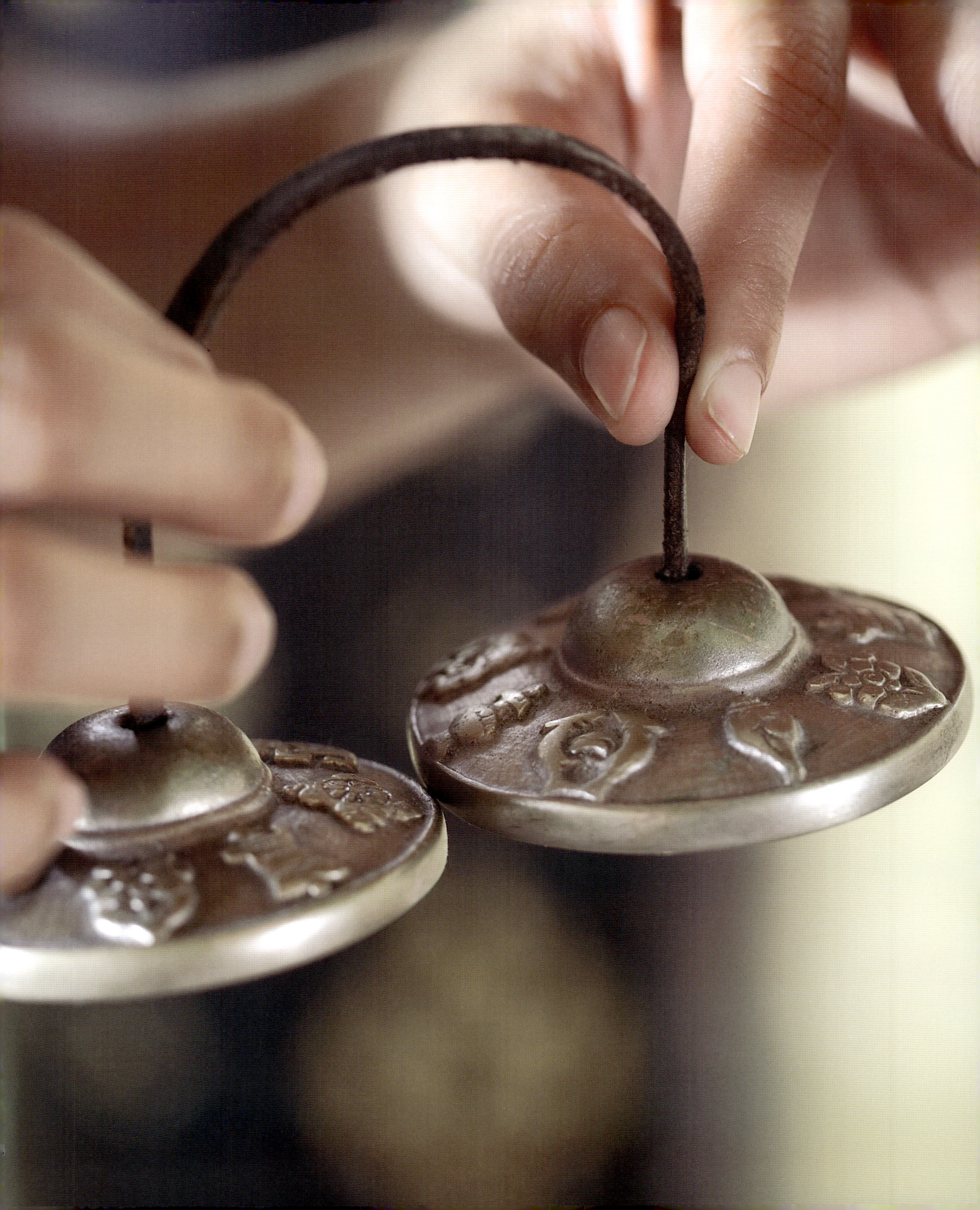

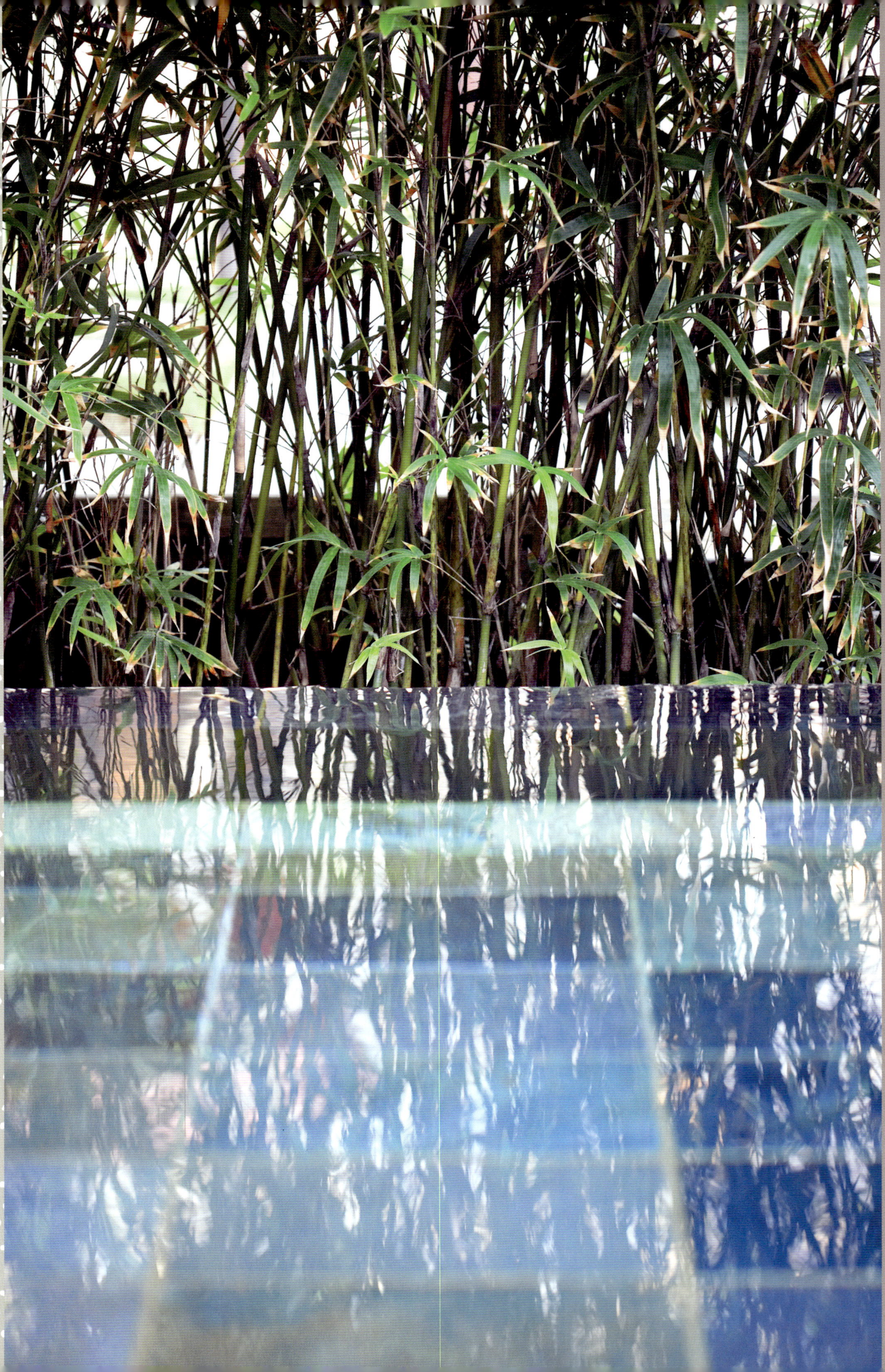

6 LE SHIATSU

Bouddhisme, taoïsme, confucianisme, zen et shinto influencent l'homme du pays du Soleil levant dans tous les aspects de sa vie. Son corps, enfant des dieux, fait partie intégrante de la nature.

Le massage japonais lui rend à sa manière un hommage vibrant. Au même titre que la composition florale, la cérémonie du thé ou le tir à l'arc, il peut être considéré comme une œuvre d'art. Influencé par le tuina et le an-mô, deux techniques chinoises, il évolue au fil des écoles. C'est au XIXe siècle, sous l'ère Meiji, qu'on le désigne par le mot *shiatsu* (littéralement « doigts et pressions »). Dans les années 1960, de nombreux maîtres comme Tokujiro Namikoshi, Tamai Tempaka, Sasaki Sensei ou Shizuto Masunaga l'introduisent en Occident. Depuis, ce massage énergétique n'en finit pas d'enthousiasmer les esprits. A l'instar d'autres thérapies orientales, il vise à rétablir l'énergie vitale (ou qi) lorsque celle-ci, perturbée, entraîne toutes sortes de dysfonctionnements.

{Son intention}

Le shiatsu est à l'écoute de l'homme, mais ne « désire » pas pour lui. Pressions, relâchés, étirements et mobilisations permettent de travailler le qi, l'énergie vitale qui circule dans le corps à travers les méridiens.

Dans le shiatsu, le thérapeute travaille dans le détachement. Sincère, il va soulager les douleurs et améliorer la résistance de l'organisme grâce à un travail intuitif et précis.

Andrea Casabella

Portrait de maître

Le massage porteur de mémoire familiale, c'est un peu l'histoire d'Andrea. Cette belle Eurasienne au visage lunaire en a fait l'expérience. A cinq ans, alors qu'elle est élevée par sa grand-mère, elle tente de calmer son cousin. Elle pose alors une source de chaleur sur le plexus du petit et commence à lui masser le ventre, les oreilles et le visage… Un geste maternel, réinventé et totalement intuitif. Un geste qu'elle reproduira toute sa vie. Notamment sur ses collègues ou dans les cours de danse, par exemple, qu'elle fréquente assidûment, tant l'expression du corps la travaille. Aujourd'hui masseuse shiatsu, elle travaille sur ce qui est « invisible », avec une présence remarquable. Sans jamais forcer, jamais imposer, elle tente de rassembler les êtres. Son esprit passe alors par ses mains pour réveiller en l'autre sa nature véritable et l'amener à sa dimension « artistique ». Cela, avec humilité. Une vertu que lui a transmise maître Sasaki, l'homme qui l'a initiée au shiatsu iokaï.

{Ses leçons de vie}

1 – Se réjouir du moment qui va venir. Ainsi, le soir (moment yin, profond) est-il propice à l'introspection. Il faut savoir entendre résonner en soi ce qui s'est passé dans la journée.

2 – Se préparer au matin (moment yang, dynamique), à cueillir le jour et les moments de vie. Vivre ces derniers « ici et maintenant ».

3 – Pratiquer des exercices en faisant deux-trois inspirations profondes mais pas exagérées. On sent ainsi le souffle nous habiter pour nous rendre plus léger et plus vivant.

4 – Prendre le temps de vivre chaque instant avec l'état d'esprit d'un enfant et un regard neuf. Cela nourrit l'intellect. Nous sommes tous, à notre manière, des artistes au service de la création.

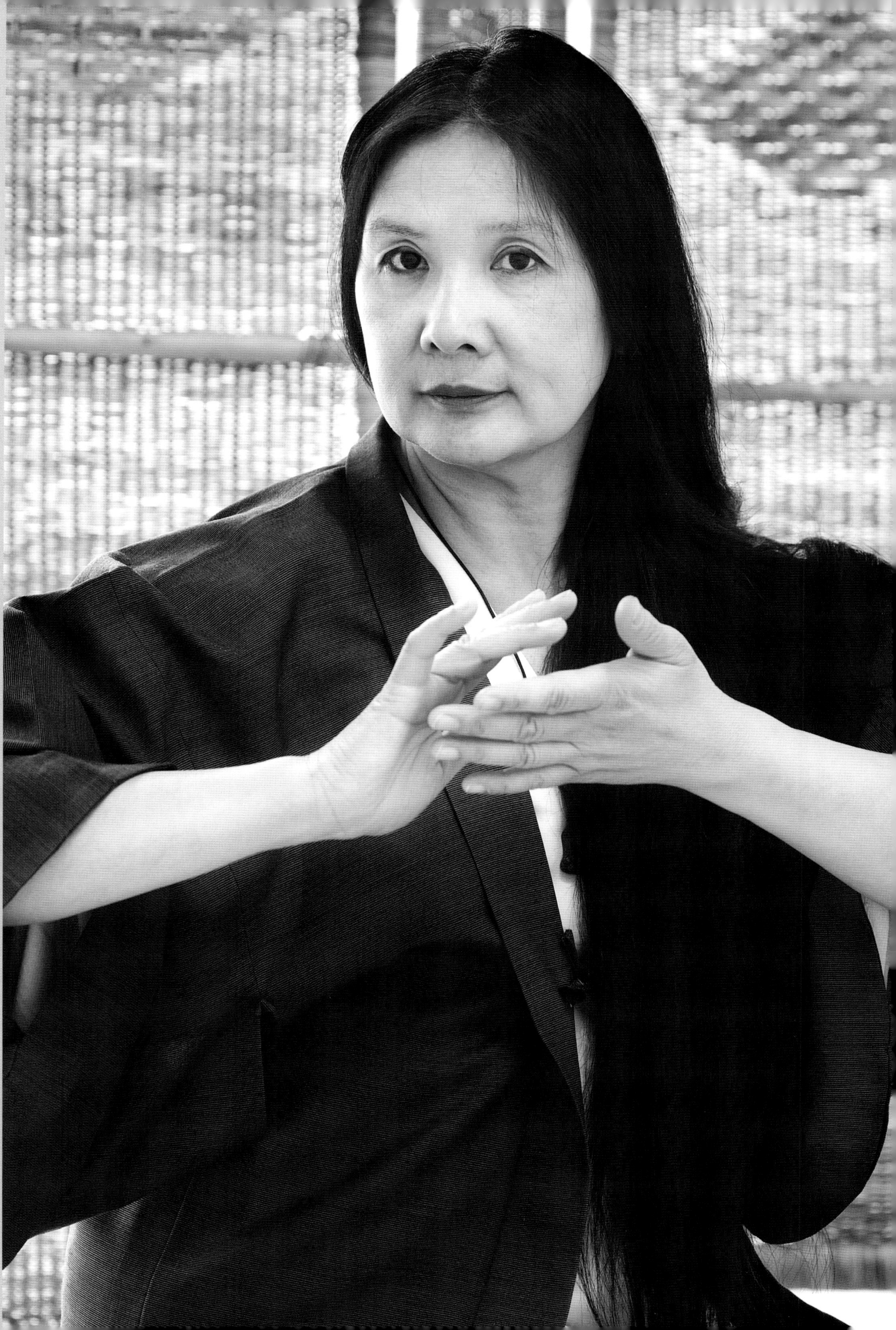

{VIVRE LE MASSAGE}

1

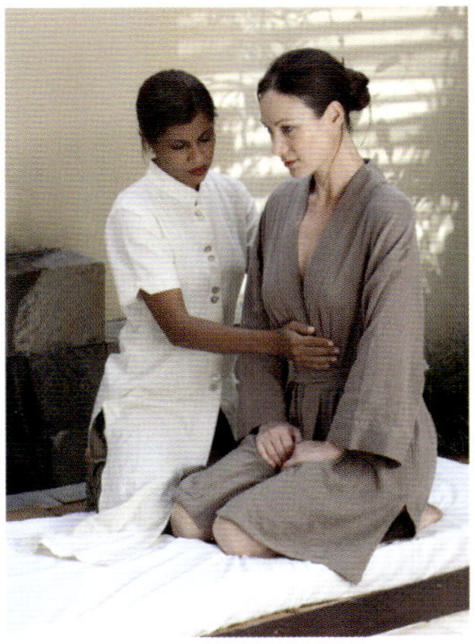

Le Shiatsu se pratique habillé d'une tenue souple et confortable. La main du thérapeute se place toute seule sur le Hara, le centre d'énergie vitale situé juste au-dessus du nombril.

2

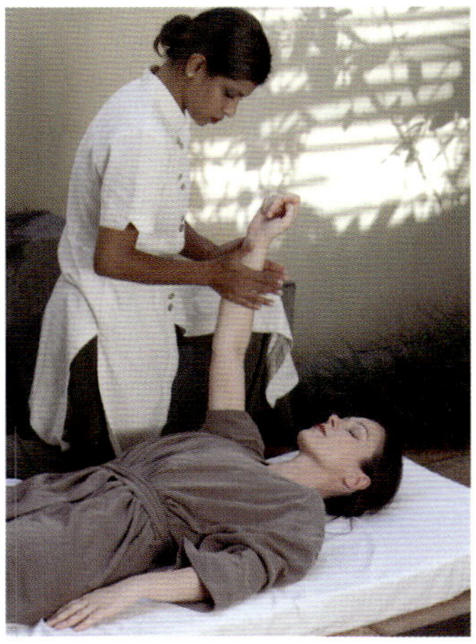

Le masseur observe son patient. Allongé, le corps se place plus ou moins bien. Certaines parties se révèlent plus crispées que d'autres.

3

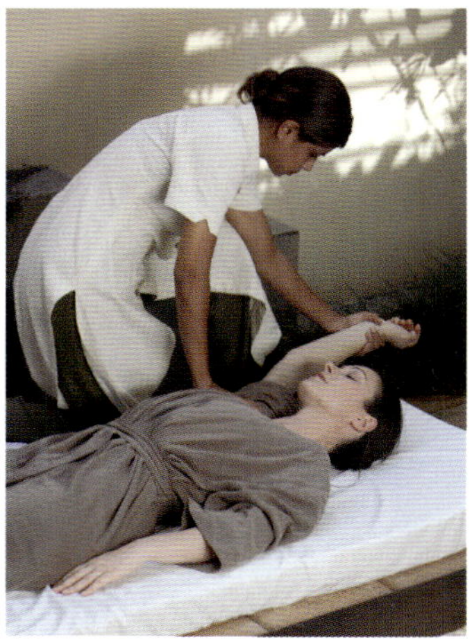

La rencontre entre deux individus se fait. Le thérapeute canalise les énergies par sa présence et son savoir-faire. Il travaille les bras et les épaules afin de stimuler les méridiens du cœur. Et parvient à amoindrir stress et tension nerveuse.

4

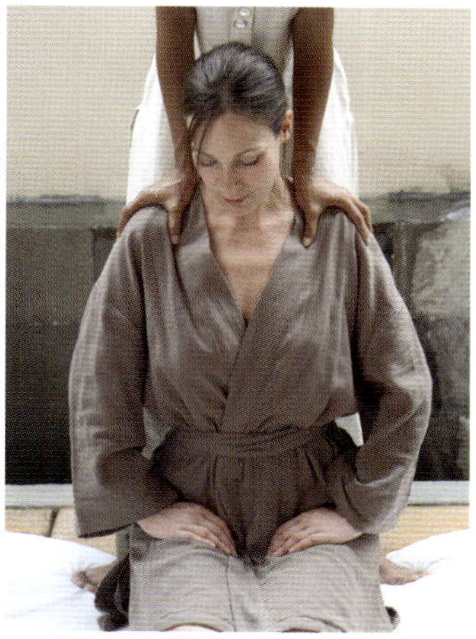

Le praticien travaille toujours avec le poids de son corps et sa gravité. Il se place naturellement comme le ferait un enfant.

5

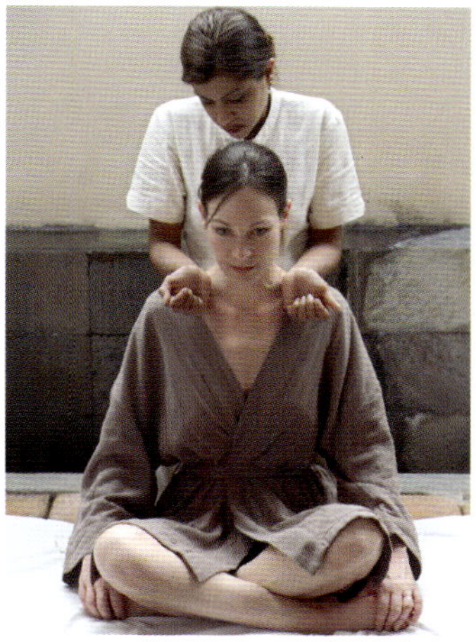

Les mains sentent les zones qui ont besoin d'être renforcées ou apaisées. Elles impriment un mouvement dynamique pour stimuler et un mouvement lent pour relaxer.

6

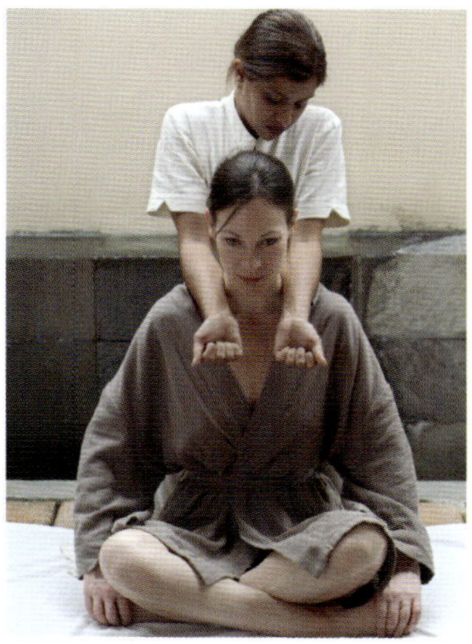

Les trapèzes sont le siège de tensions. Il est dit qu'au départ, ils sont comme une montagne que l'on ne peut atteindre. Sous l'action du massage, ils deviennent comme une vallée. L'énergie circule alors à flot.

{VIVRE LE MASSAGE}

7

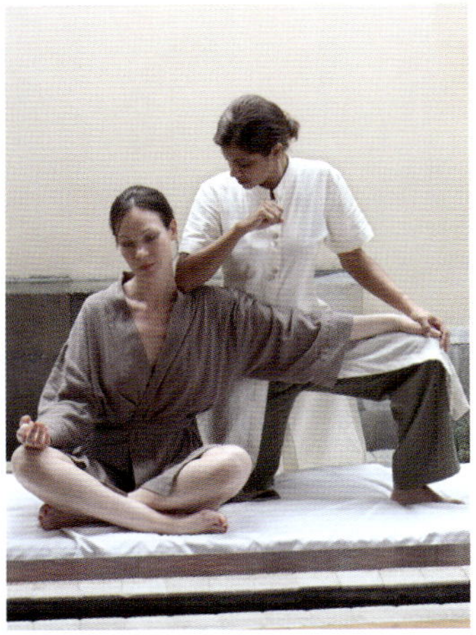

Lorsque les corps se font souples et détendus, ils affichent leur puissance. Attentif, le thérapeute se laisse guider par son intuition pour pratiquer des enchaînements.

8

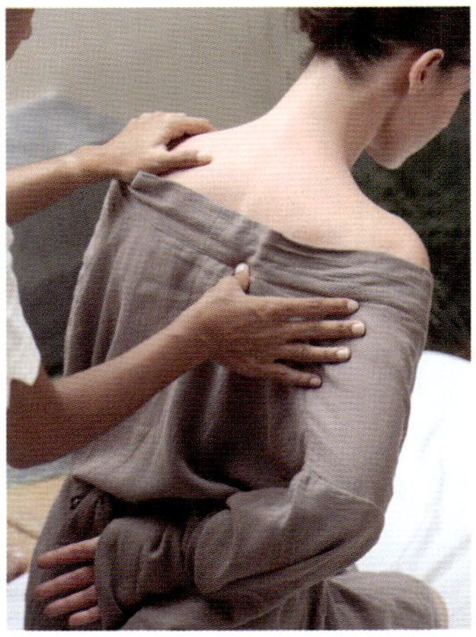

Sur le haut du corps, chargé en énergie yang, il s'agit de réguler les excès. Un travail précis sur les méridiens permet de chasser les migraines et la confusion.

9

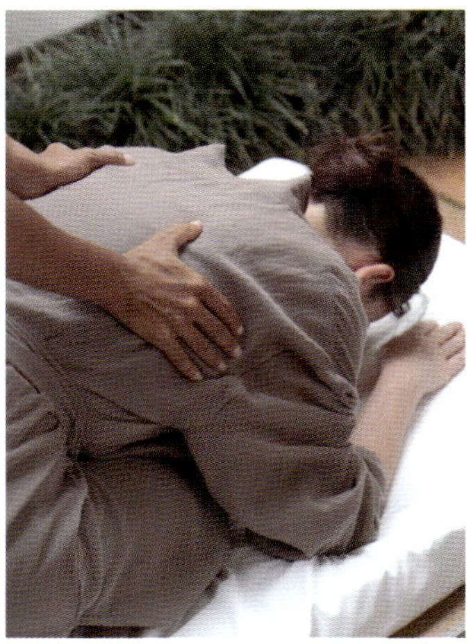

Les deux partenaires expirent ensemble à chaque point de pression. Le shiatsu joue sur l'interaction d'individu à individu. Chacun apprend de l'autre. Physique, mental et émotionnel ne font alors plus qu'un.

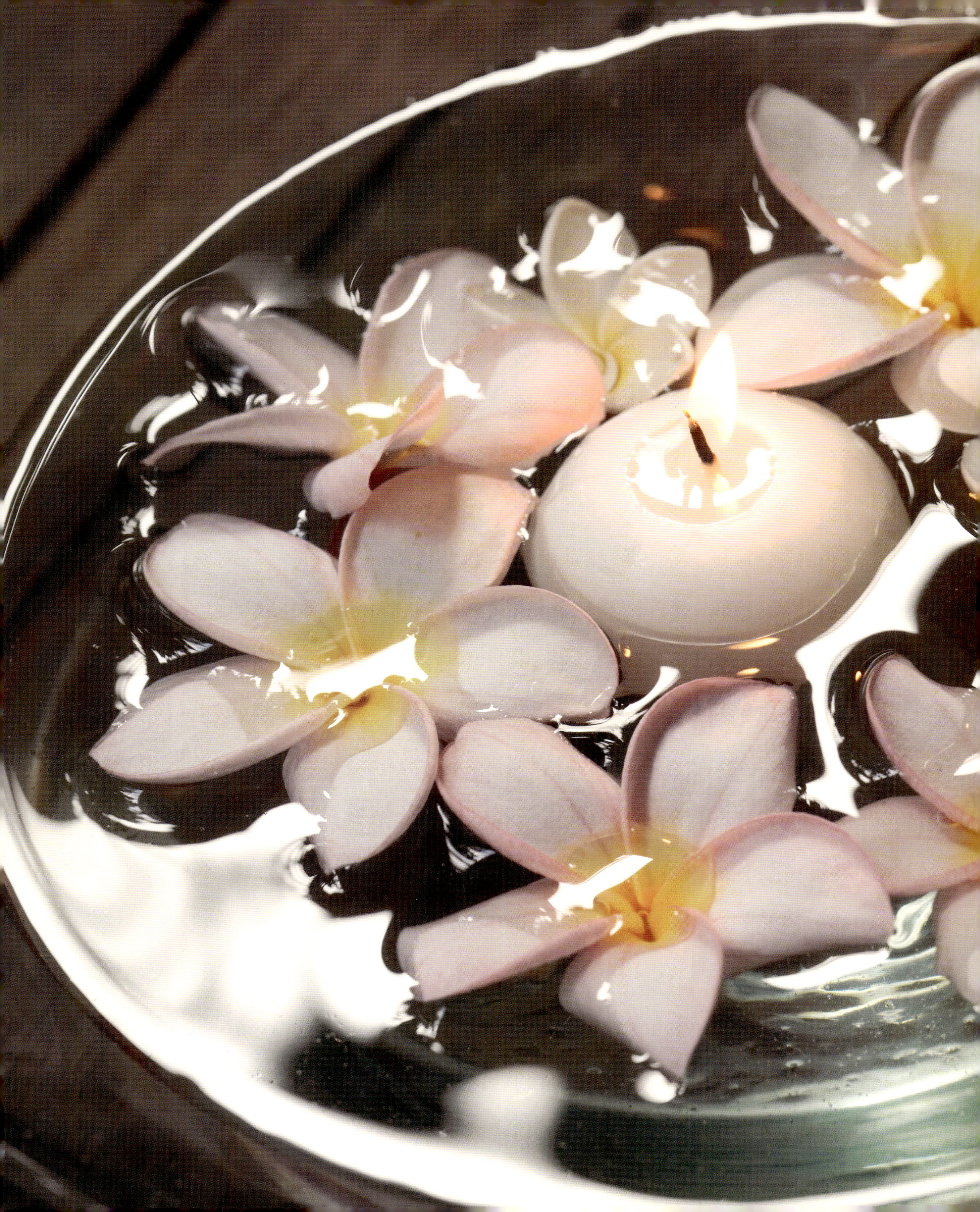

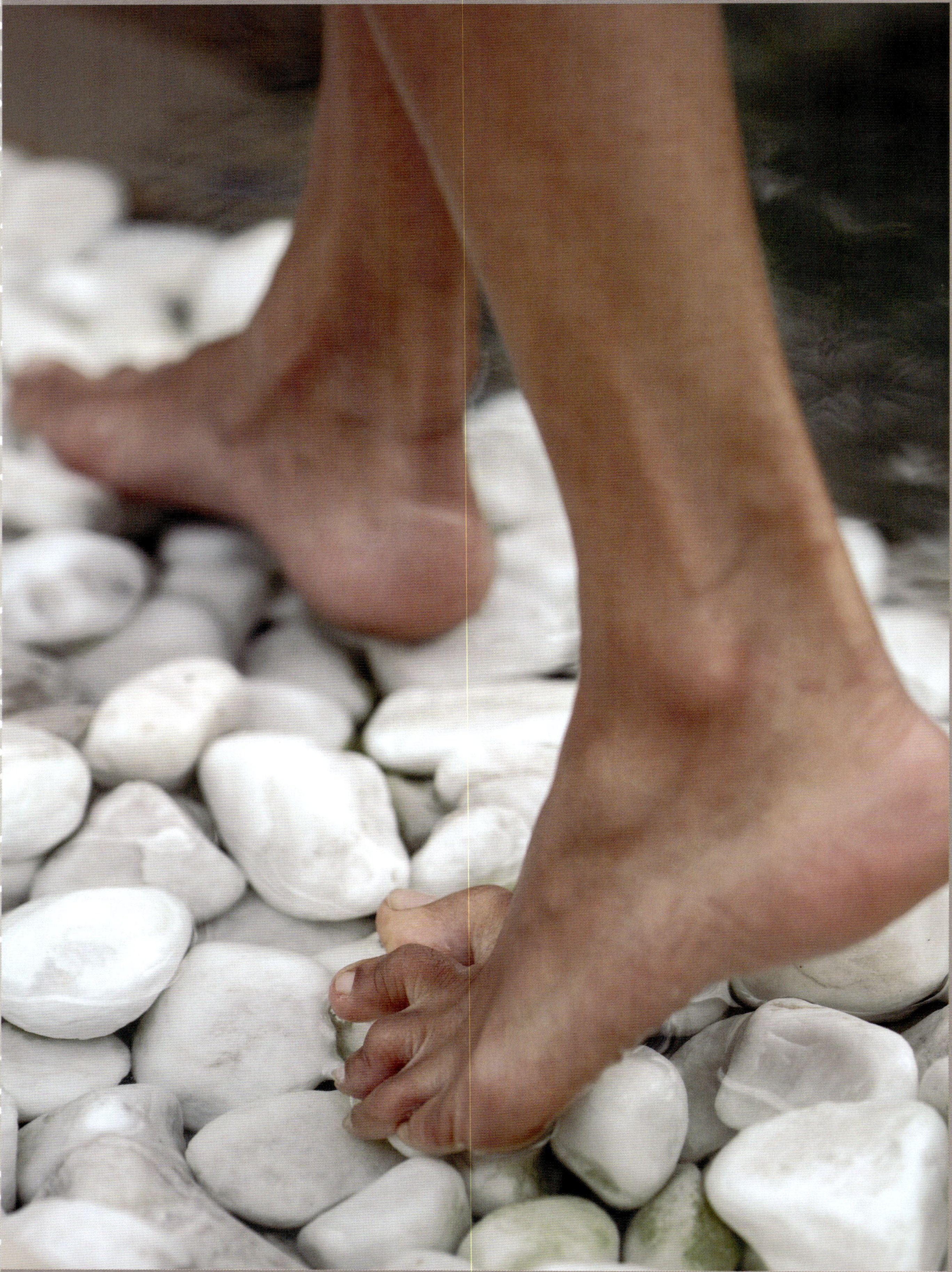

BALADE ZEN

...dans un jardin japonais

Entre deux séances de shiatsu, les Japonais aiment s'adonner à de petits rituels répétitifs. Particulièrement au milieu de la nature, là où le corps trouve sa place spirituelle. Ainsi, un trajet de petits galets où serpente un cours d'eau est un espace idéal tant il y règne une harmonie sacrée.

Selon le rite shinto, l'eau purifie le corps et l'esprit. Déambuler lentement et pieds nus sur les galets stimule progressivement les zones réflexes, des doigts de pied au talon. Comme par magie, c'est le corps tout entier qui va retrouver sa sérénité.

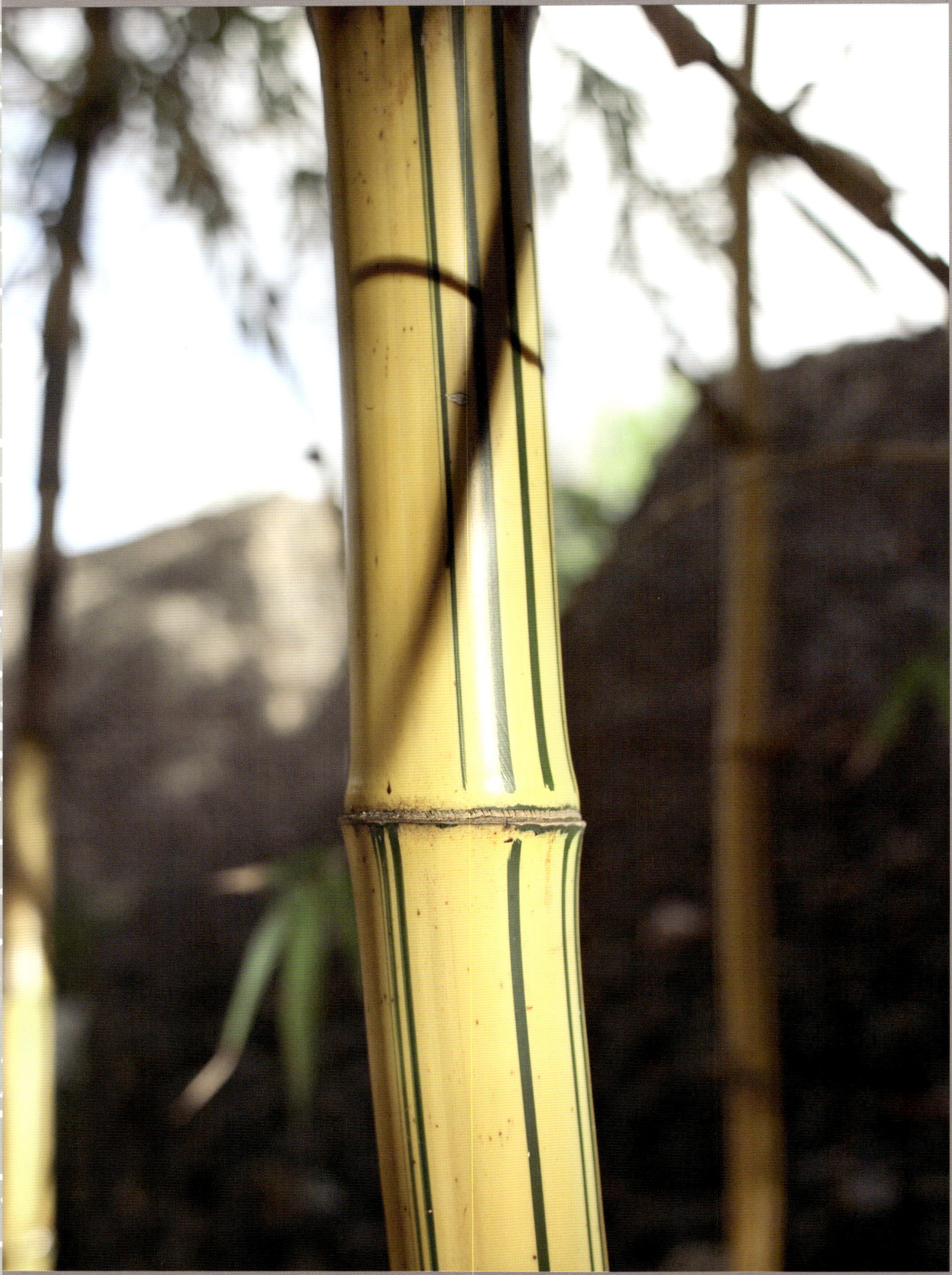

LE REIKI

Divine connexion avec l'énergie cosmique

Le Reiki existe depuis que le monde est monde. Il n'a pas de frontières, n'illustre pas l'identité d'un pays mais celle d'une philosophie de vie, se prodigue et s'enseigne à quiconque le demande. Sa pratique est unique et universelle. En connaître l'histoire, c'est raconter sa résurrection…

On la doit au Dr Mikao Usui. Au milieu du XIXe siècle, au Japon, ce scientifique devenu prêtre enseigne la théologie. Sa foi dans le christianisme s'ébranle le jour où l'un de ses élèves lui demande d'expliquer les guérisons du Christ. Son esprit cartésien bien en peine de satisfaire l'étudiant, le Dr Usui démissionne et part en quête d'une réponse. La recherche de son Graal le mène d'universités américaines en ashram tibétain. De retour au Japon après d'infructueuses années d'enquête, un abbé lui conseille d'aller méditer au sommet d'une montagne sacrée. A l'aube du 21e jour d'introspection et de jeûne, il est frappé en pleine tête par un faisceau lumineux : le *rei* (énergie) *ki* (cosmique), qui nourrit, régénère et rétablit toutes les cellules et particules inscrites dans le cycle de l'univers. La même force qui sans doute a permis au Christ d'accomplir ses miracles il y a près de deux mille ans. Habité dès lors par une toute nouvelle puissance capable de soulager ses maux et ceux des autres*, le Dr Usui passa le reste de sa vie à enseigner et à transmettre la connaissance de cette incroyable thérapie énergétique.

* Le reiki est une méthode curative, mais il n'a pas pour vocation de se substituer à l'allopathie traditionnelle en cas de maladies graves.

{Son intention}

Recharger les batteries affaiblies par le quotidien. Purifier l'aura assombrie par les ondes négatives de l'environnement. Irriguer et rouvrir les chakras (points énergétiques) bloqués par le stress ou la maladie, et, par là même, traiter les organes auxquels ils correspondent. En un mot, gorger chaque cellule d'énergie cosmique pour lui donner force et santé. Telle est la mission du reiki. Ici, point de gestuelle enivrante et d'onguent parfumé destinés à la relaxation mais un enchaînement de vingt-sept positions des mains du praticien sur le corps du bénéficiaire pour transmettre l'énergie en des points précis. Ces vingt-sept mudrâ – terme sanskrit – sont vus comme des gestes sacrés, destinés à guérir le corps et éveiller l'esprit. Sacrés, car ils furent jadis accomplis par Binzuru Sonja, disciple de Bouddha Gautama et médecin talentueux aux pouvoirs mystiques, considéré par les Japonais comme le « Dieu de la Guérison ».

Bernadette

Portrait de maître

C'est dans la banlieue de Johannesburg, en Afrique du Sud, que Bernadette a découvert le « monde de l'étrange ». Pour l'enfant malade qu'elle était, les chamans que sa mère l'emmenait consulter avaient quelque chose d'impalpable, voire de surnaturel. Quelques années plus tard, le hasard met sur sa route un maître reiki. Le charisme du personnage réveille sa curiosité pour les pouvoirs de guérison. Bernadette passe le premier niveau de reiki, celui qui ouvre aux bases essentielles de la technique, pour soi-même et les autres. C'est au cours d'un voyage que le reiki revient vers elle. Elle rencontre un autre maître et passe avec lui le deuxième niveau : celui de la guérison à distance. Aujourd'hui directrice du spa Guerlain à l'hôtel Prince Maurice, cette femme charismatique, faite de force et de tendresse, est devenue maître Un. C'est en effet grâce à une autre rencontre de destin qu'elle a fini par passer le troisième niveau de reiki, celui de l'approfondissement spirituel et du don de soi.

{Ses leçons de vie}

1 – Le reiki a cinq préceptes fondamentaux. Le premier est de tâcher chaque jour de se faire le moins de souci possible.

2 – Le second commandement s'inscrit aussi dans une philosophie de vie. Il préconise d'éviter tant que possible chaque jour de se mettre en colère. Si vous la sentez monter, analysez-en la cause avant de l'exprimer. Immanquablement, la réflexion vous fera relativiser. S'autoprodiguer quelques minutes de reiki quotidiennement aide aussi à accepter les frustrations et à prendre du recul face aux problèmes qui se présentent.

3 – Le troisième précepte est d'honorer ses parents, ses aînés, ses professeurs. Il faut les remercier, respecter leur sagesse car elle nous sert de modèle.

4 – Comme le Dr Usui, il faut gagner sa vie honnêtement car se respecter est fondamental pour être heureux dans la vie. Faites en sorte que votre épanouissement passe par votre travail.

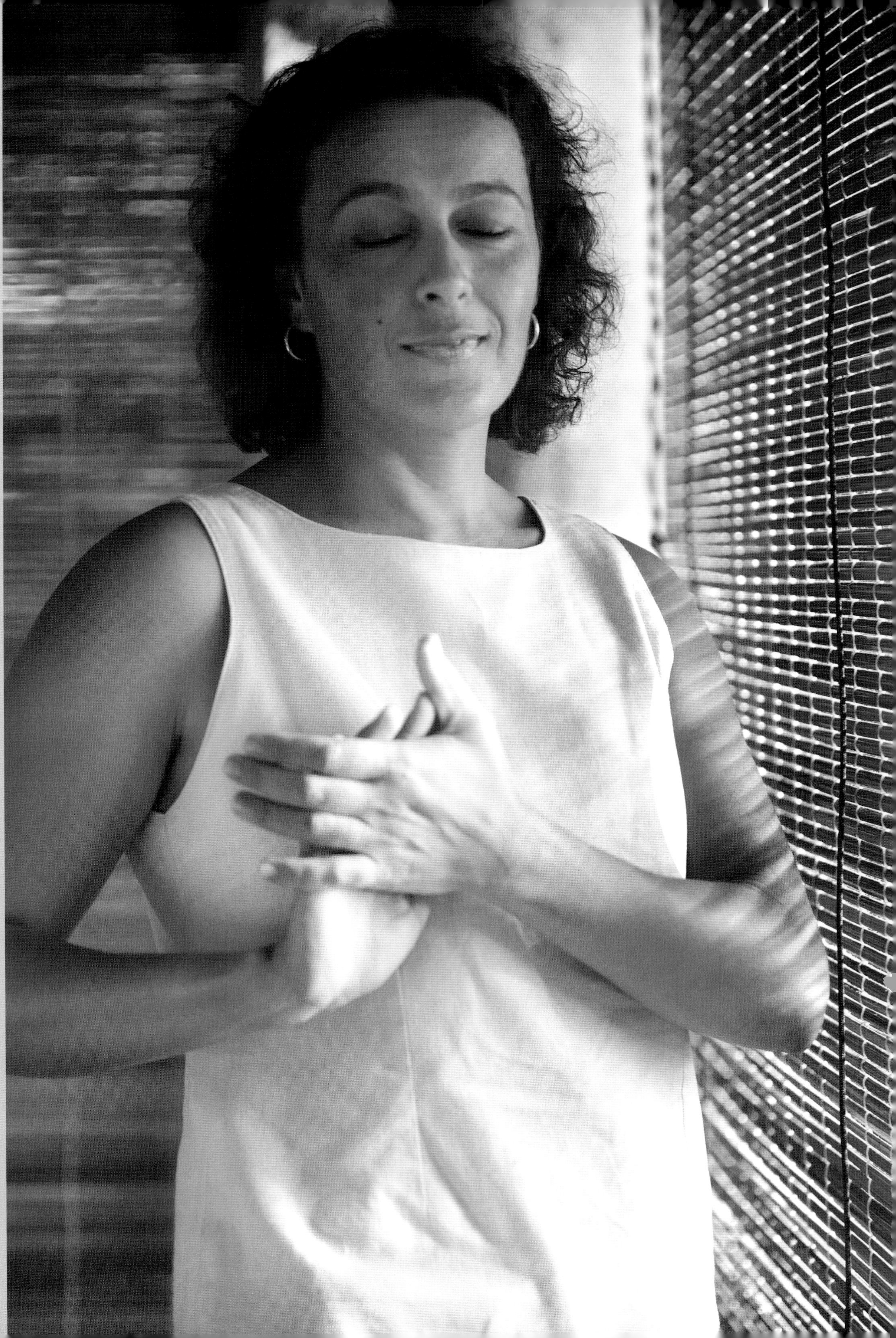

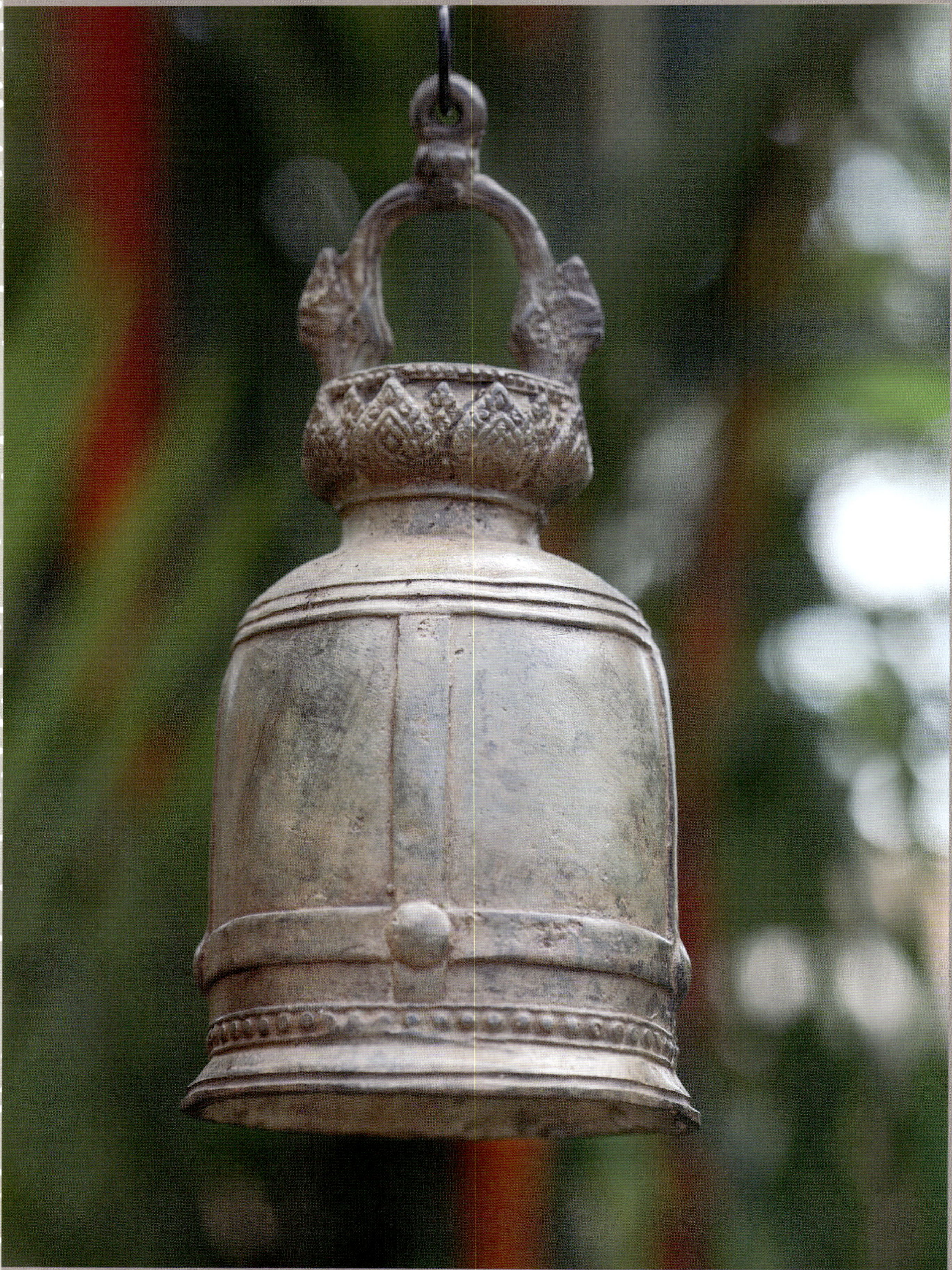

SUBTILE CADENCE

Tel un message d'harmonie, les cloches donnent d'ordinaire le « la » à la déconnexion et signifient le retour à la réalité. Inaugurés puis clôturés par ce chant délicat du métal, les massages s'inscrivent ainsi dans l'espace-temps et encadrent l'évasion. Ici encore, le reiki fait exception.

Dépourvue d'accessoire, sa pratique nécessite néanmoins des conditions optimales de relaxation, tant pour celui qui donne que pour celui qui reçoit. Rien autour ne doit venir perturber la transmission de l'Énergie. Pour ce faire, la lumière doit être douce, le parfum de la pièce délicat, la position des acteurs confortable et leur esprit dégagé de toutes pensées. La musique intervient alors pour les aider à se vider la tête. Elle conduit le client sur les voies de l'évasion et dispense le praticien de compter mentalement les trois minutes réglementaires à chaque position des mains. En effet, les vingt-sept mudrâ doivent s'effectuer en moyenne – sauf cas particuliers – en quatre-vingts minutes. Généralement enregistrée sur un fond musical, propice à la détente comme des chants indiens ou des bruits de nature, la cloche tinte toutes les trois minutes, et signale ainsi délicatement le moment de changer les mains de position.

{VIVRE LE MASSAGE}

1

Les mains sont placées sous la nuque, sur le cinquième chakra. Affilié à la gorge, il correspond symboliquement à l'expression de soi et, plus physiquement à la thyroïde, aux cordes vocales, aux bras et aux mains. Très importante, cette position permet principalement de soulager les maux de tête, les troubles digestifs et l'anxiété.

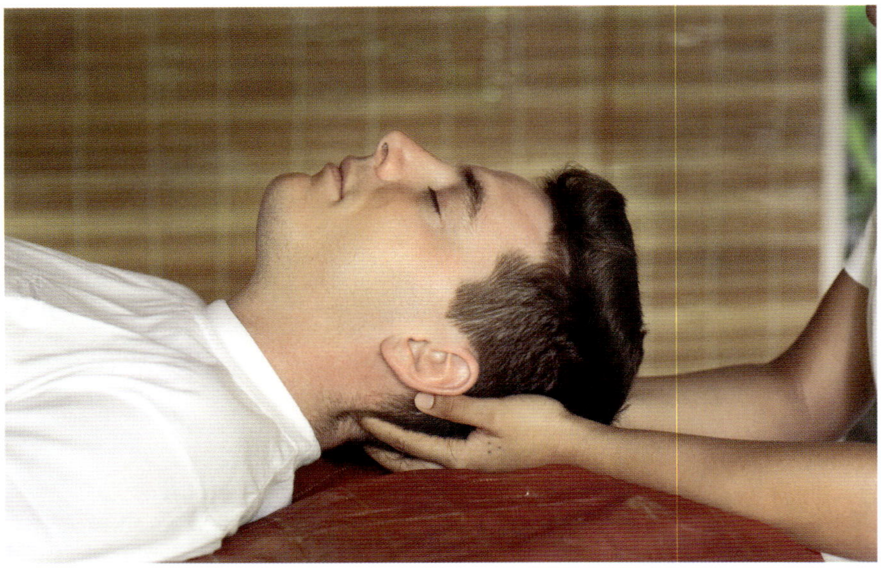

2

Tout ce qui concerne l'intellect se situe sur le Troisième Œil. Placé entre les sourcils, au milieu du front, il représente le sixième sens de la personne et sa vision du monde. Le reiki peut apporter ici une plus grande clarté de l'esprit.

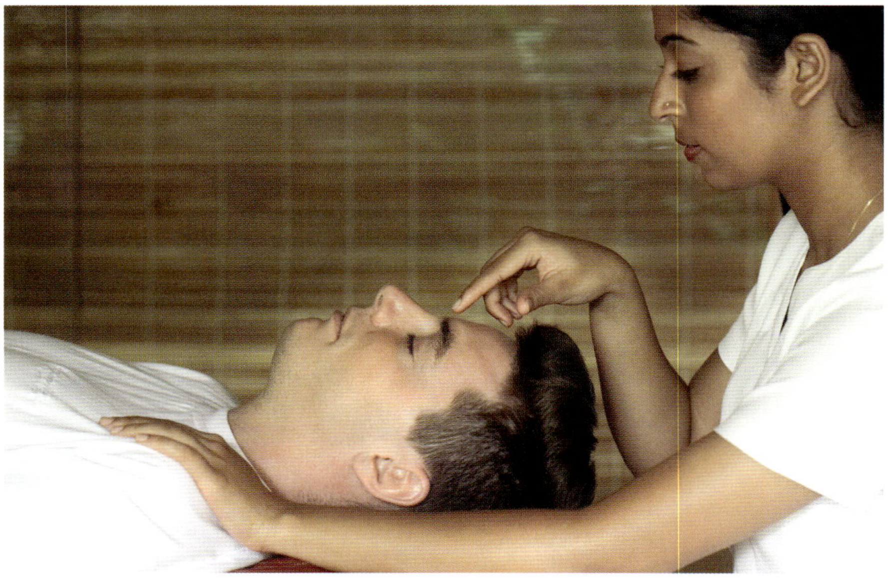

3

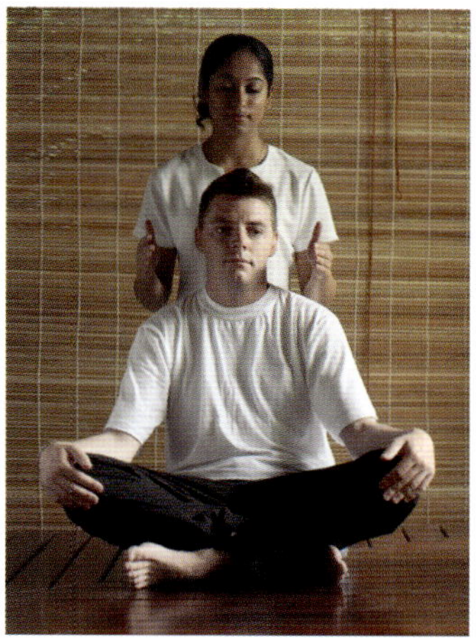

La plus grande partie de notre capital émotionnel se concentre dans le bas du dos. C'est là que pèsent les doutes, les responsabilités et les tensions inconscientes. Le traitement permet de faire face aux difficultés avec plus de distance.

4

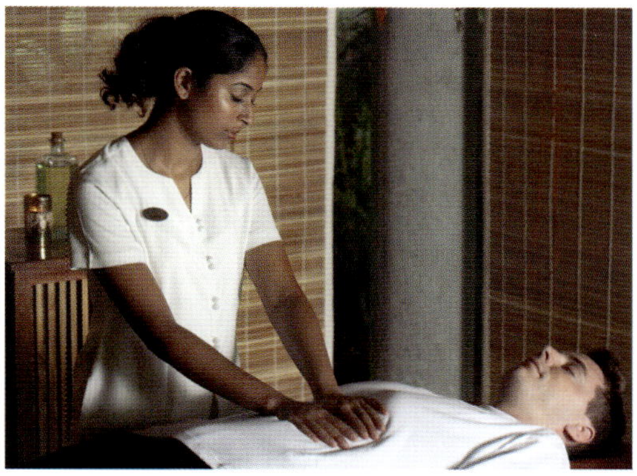

Le plexus solaire. Point phare de nos impulsions, de notre instinct, de nos sentiments. Grâce à ce dixième mudrâ, que l'on peut traiter jusqu'à cinq minutes, le potentiel affectif s'épanouit et les angoisses s'apaisent. On « digère » mieux symboliquement, mais aussi physiquement car le reiki améliore ici les systèmes digestifs et rénaux.

5

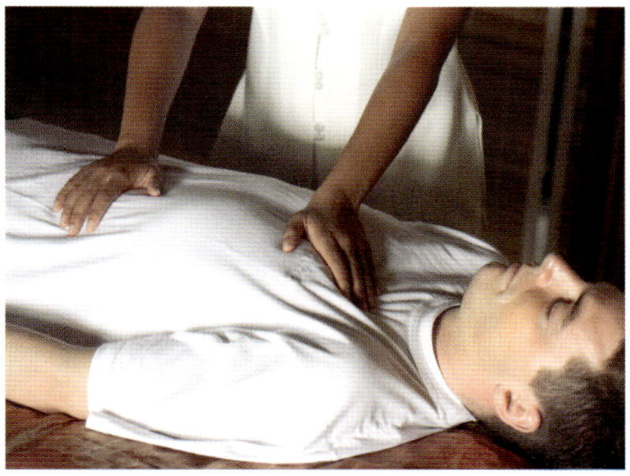

Lié à tout ce qui concerne la reproduction, le second chakra est sacré. Afin de l'atteindre, les mains se posent généralement sur le foie et la rate du patient pour transmettre l'énergie et dissiper les maux, tant physiques que moraux.

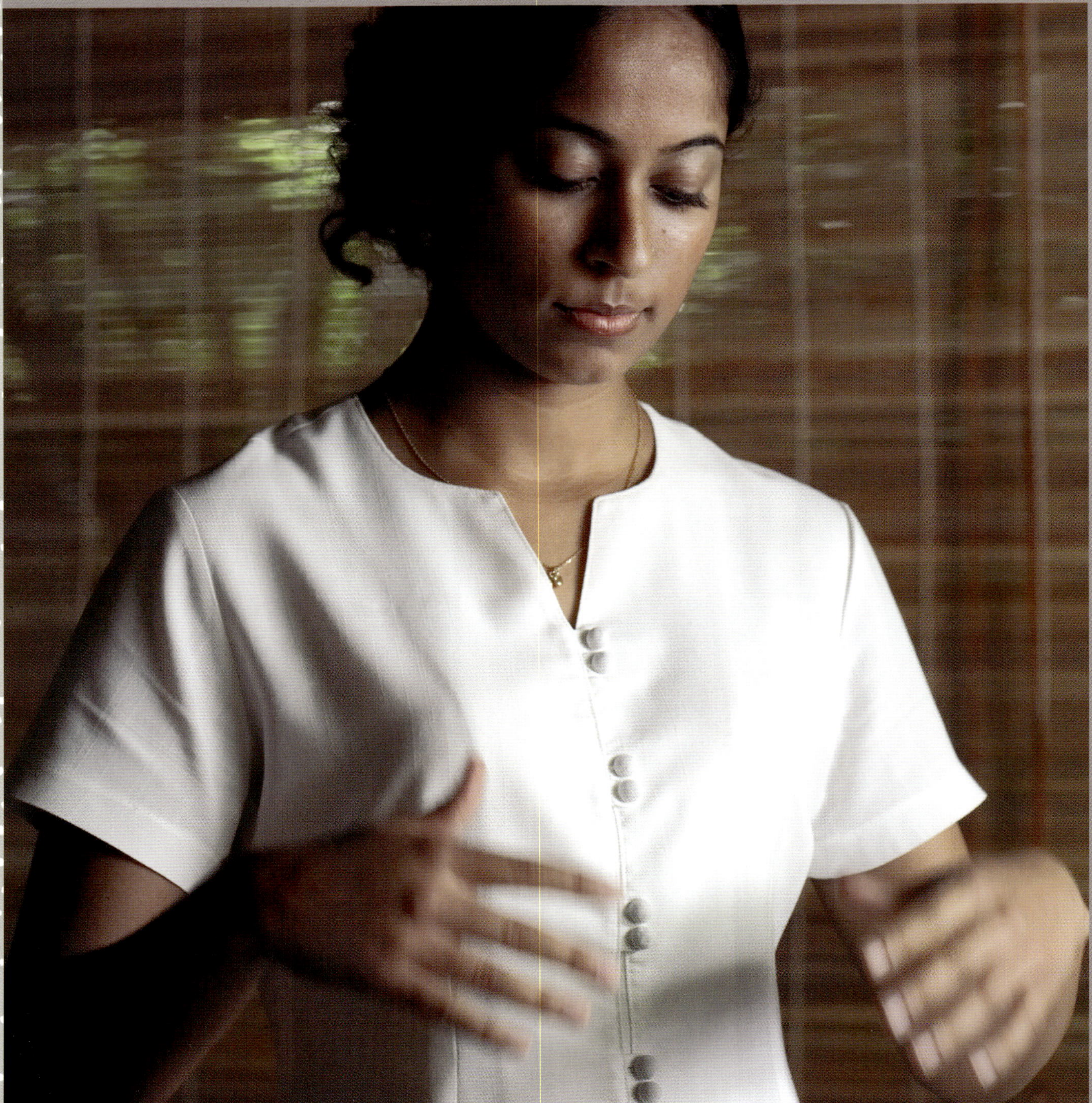

DISPERSION D'ÉNERGIE

L'ultime purification

Pour celui qui donne comme pour celui qui reçoit, le reiki est un précieux cadeau. Pas question de le souiller d'ondes négatives et encore moins de commencer ou de terminer une séance sans être parfaitement propre. Avant un traitement, la plupart des praticiens – même ceux qui travaillent sur l'aura, c'est-à-dire sans toucher le patient – se livrent d'ailleurs à de petits rituels de purification de leurs mains : elles sont soigneusement lavées ou passées au-dessus d'une flamme de bougie et hydratées avec un baume adoucissant. Puis, un à un, les doigts sont étirés pour être assouplis. Reste ensuite au patient de choisir s'il préfère une imposition directe, ou sur l'aura. Autrement dit, avec ou sans contact. Dans un cas comme dans l'autre, les mains du praticien deviennent alors l'instrument de l'Énergie puisque cette puissance suprême passe à travers elles. Une fois les vingt-sept mudrâ effectués, le praticien balayera l'aura de ses dernières ondes négatives puis se frottera les mains pour dissiper les mauvaises énergies.

Pour parfaire la séance, l'aura du patient doit être nettoyée. A quelques centimètres du corps, le praticien passe ses mains de la tête aux pieds, et ce, à trois reprises.

Les mains du praticien sont comme des canaux qui s'ouvrent pour recevoir le reiki et doivent être refermées pour éviter les fuites d'énergie. Une prière de remerciements est alors récitée mentalement et les mains sont énergiquement secouées avant d'être lavées.

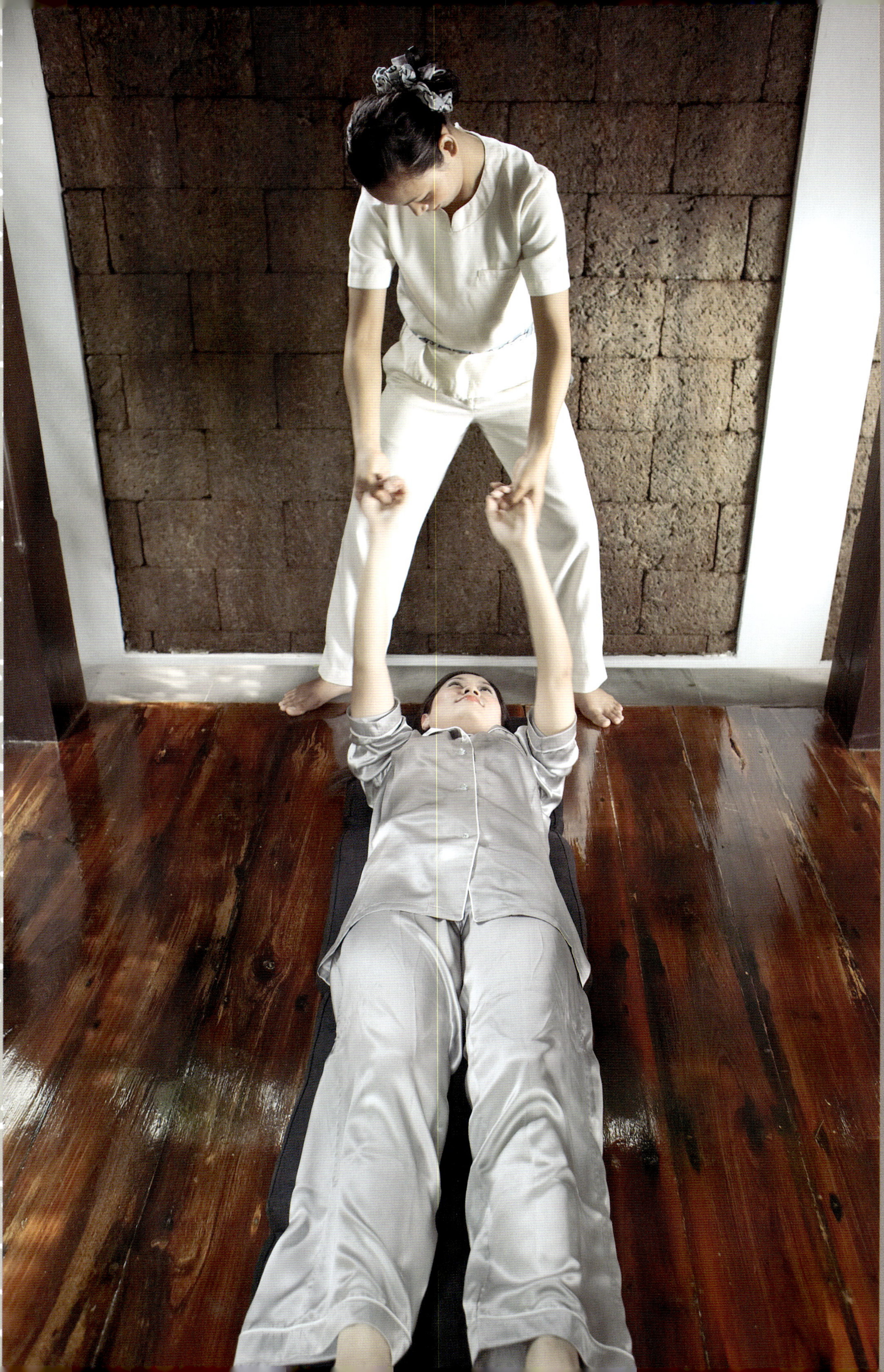

LE MASSAGE CORÉEN

Vibrations et relaxation

Vous voulez connaître l'identité d'un peuple ? Regardez son drapeau. Le coréen (*taegenkgi*) représente, sous la forme du cercle yin yang, l'harmonie du monde basée sur l'équilibre et le mouvement… voilà qui en dit long sur la nation du Matin calme. Vibrant et sentimental sont sans doute les qualificatifs qui le décrivent le mieux. Influencé par le chamanisme, le bouddhisme, le taoïsme et le confucianisme, il a su se composer, au fil des royaumes et des révolutions, une personnalité propre. Son identité s'exprime avec force dans le massage coréen pratiqué au sein du clan familial. Une technique ancestrale, étrange, entre relaxation et rite magique qui a tout pour surprendre. Elle repose sur un principe de vibrations qui se propagent dans tout le corps, créant alors un massage interne.
Plus que toute autre, elle joue sur l'interaction donneur-receveur, la relation de confiance à l'autre et la capacité à lâcher prise.

{Son intention}

Par une succession de mobilisations des articulations, d'étirements musculaires et de secousses, le masseur incite la personne à s'abandonner. Progressivement alors que la relation de confiance s'installe, le corps se replace, la respiration se débloque, l'esprit s'apaise.

Éric Coiho Bah

Portrait de maître

Glissements progressifs vers le spirituel

Éric impose sa présence avec un physique de joueur de basket et un visage doux comme une représentation de bouddha. Ce « touche-à-tout » franco-africain, successivement musicien, producteur multimédia et journaliste, a changé de vie à trente-trois ans. Alors que tout le destinait à une carrière turbulente, il ressent dans son corps une certaine souffrance. Un ami lui suggère alors le yoga. Sans grande conviction, Éric se plie à la discipline. Un jour, sans comprendre pourquoi, il entre en état de méditation. C'est le déclic. Quelques années d'études plus tard, il devient thérapeute. Avec l'ardeur inhérente à sa personnalité, il s'initie aux différentes techniques. Dont la coréenne qui travaille sur le lâcher-prise. C'est, dit-il, une méthode extraordinaire pour toute personne voulant entreprendre, ensuite, un travail analytique.

Un jour sans comprendre pourquoi, il entre en état de méditation. C'est le déclic.

{Ses leçons de vie}

1 – Pratiquer l'art de ne rien faire ou presque… A savoir, s'asseoir dix minutes et se concentrer sur sa respiration. Lorsque celle-ci devient régulière et lente, nous parvenons à l'harmonisation de notre paysage intérieur.

2 – Se promener dans la nature, quelle qu'elle soit. Pour s'oxygéner, d'abord. Pour s'imprégner de sa force, ensuite. Et reprendre sa dimension d'humain au milieu des énergies cosmiques.

3 – Jouer avec les enfants, rire avec eux. Retrouver ainsi un peu de spontanéité et de joie de vivre. Le « petit » qui sommeille en nous ne demande qu'à s'exprimer !

4 – Bien s'alimenter. « Tout ce qu'on absorbe devient nous. » Alors, que vous soyez végétarien, carnivore ou végétalien, l'important est de bien choisir ses produits. Et de les déguster avec plaisir, lentement lors d'un petit rituel.

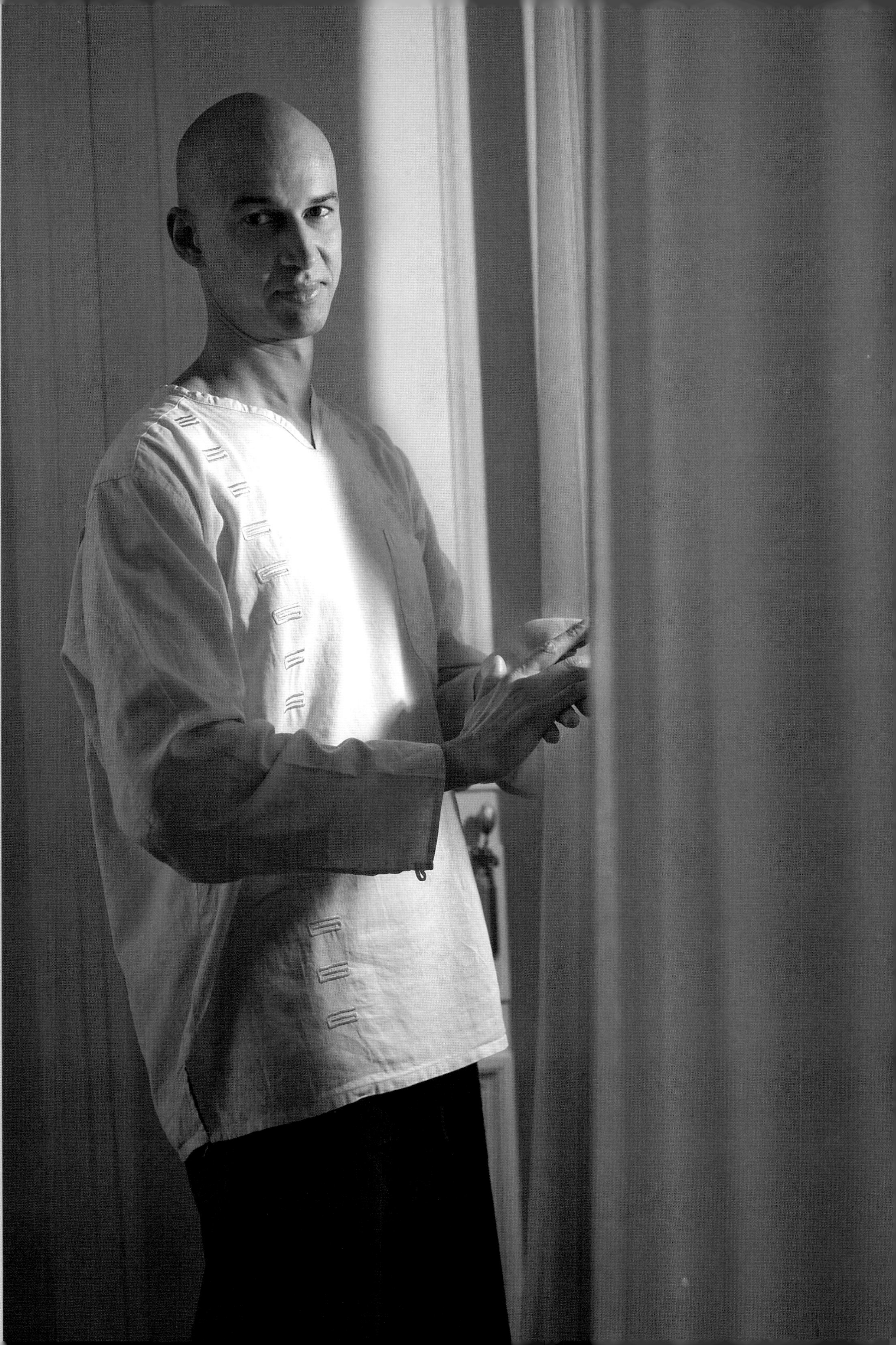

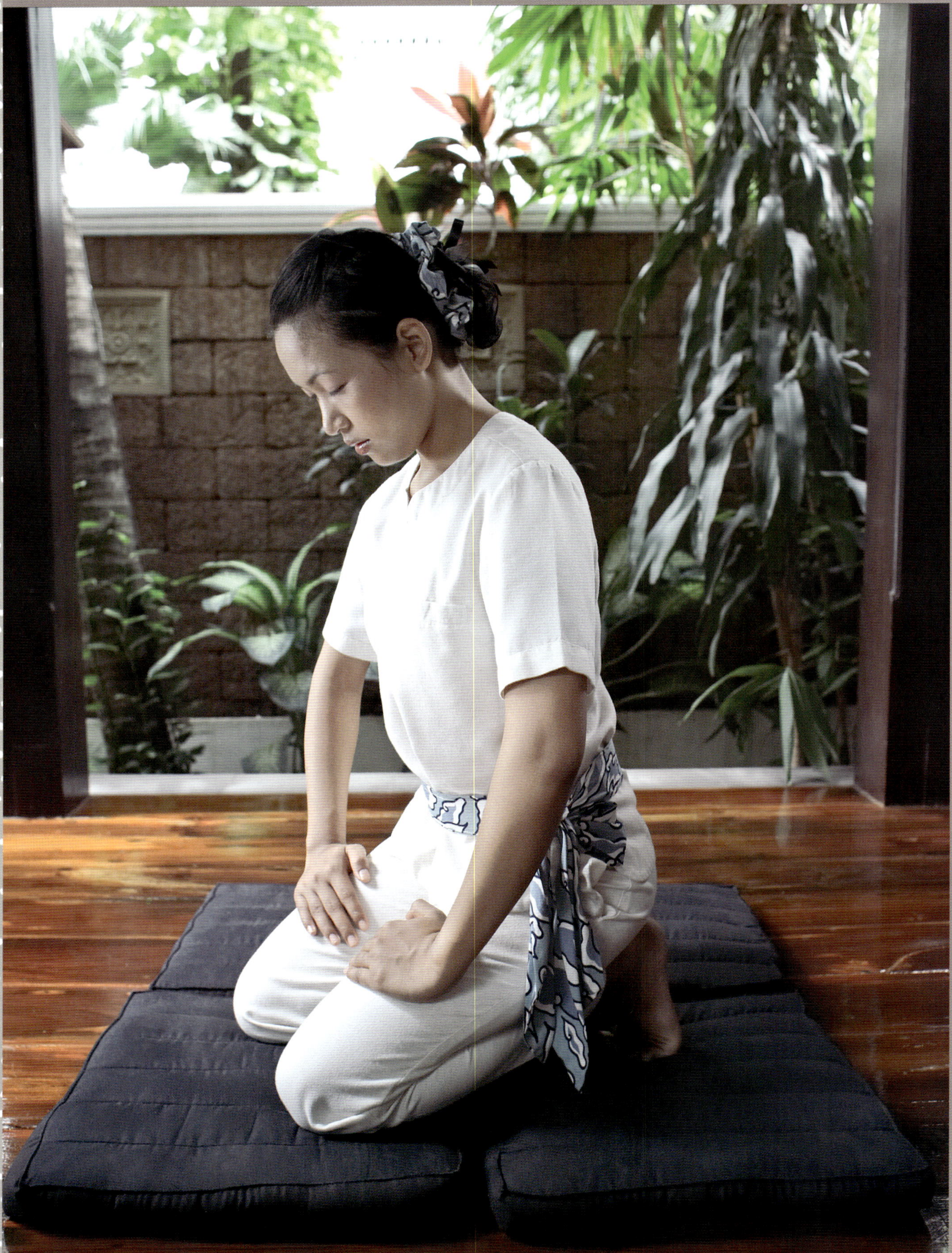

MÉDITER AVANT LA SÉANCE…

Une esthétique coréenne

Le massage est bien plus qu'une technique. Il est en relation directe avec l'esprit coréen. La beauté s'exprime dans la qualité de présence du masseur. Ce dernier place l'entraînement mental au-dessus de tout. Quelques minutes de méditation, de prières aux ancêtres ou à Bouddha vont lui permettre d'exercer son art avec calme et dynamisme.

{VIVRE LE MASSAGE}

1

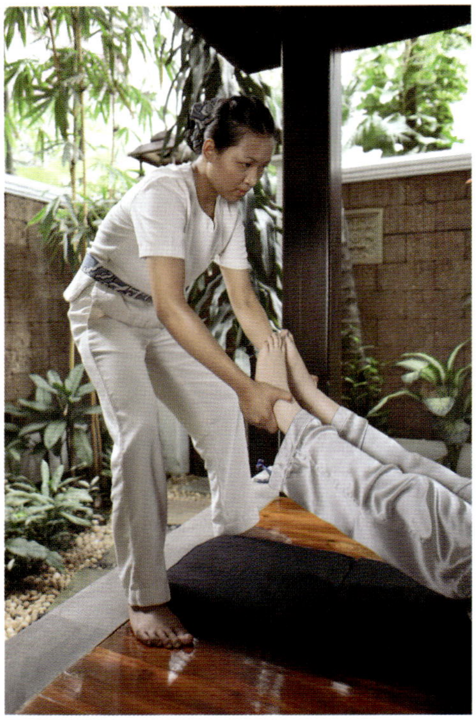

La prédilection des Coréens pour le blanc s'exprime jusque dans les vêtements de massage. Le costume traditionnel, immaculé, exprime la pureté des sentiments. Le receveur, habillé, est allongé au sol.

2

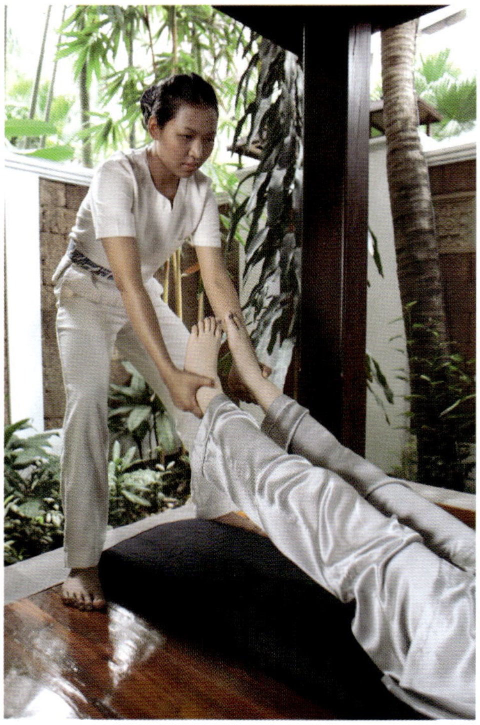

Le massage débute par des secousses destinées à induire une vibration douce dans le corps. Il n'y a pas vraiment de géométrie dans les mouvements. Le donneur va ménager des surprises (laisser tomber une jambe, la rattraper au dernier moment) afin d'inciter la personne à lâcher prise.

3

Après un travail sur la ceinture pelvienne, les lombaires et les dorsales, le praticien s'attarde sur les bras. Selon son ressenti, il varie le sens et les angles des vibrations. L'onde se propage dans tout le corps comme une vague sensorielle.

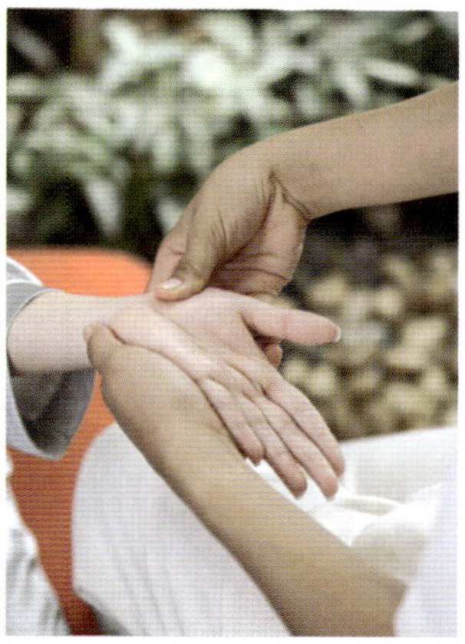

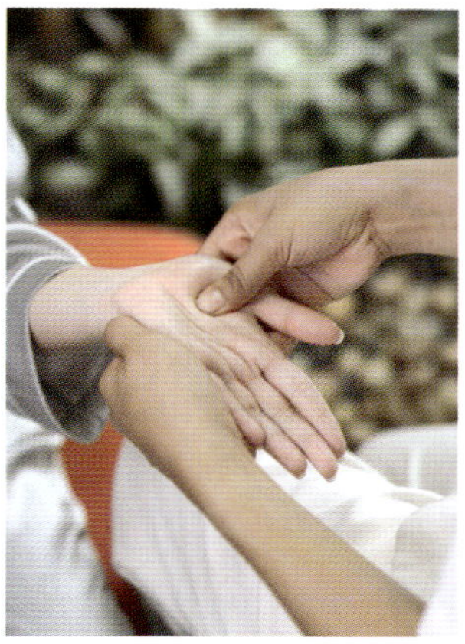

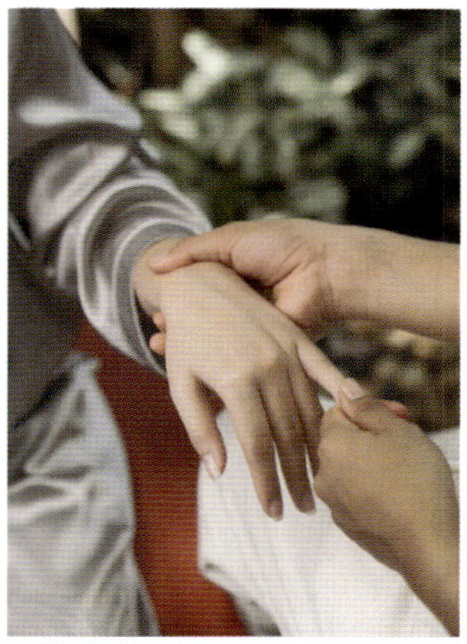

Les mobilisations des articulations, comme celles des doigts de pied ou des mains, favorisent une meilleure oxygénation. Animé d'une belle énergie, le corps semble subir une petite « révision ».
Relâché, il retrouve sa mobilité.

4

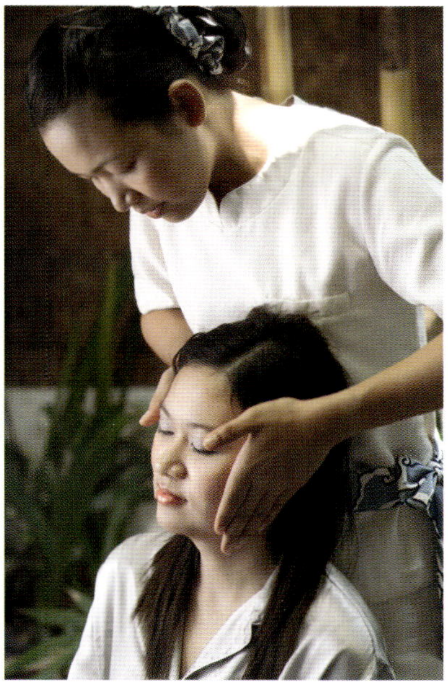

Un modelage relaxant du visage achève la séance d'une heure et demie. Les mains des masseurs se font plus présentes. Elles glissent du menton à l'articulation de la mâchoire, remontent vers le front avant de décrire des petits cercles sur les tempes.

L'ONDE SE PROPAGE DANS TOUT LE CORPS COMME UNE VAGUE SENSORIELLE

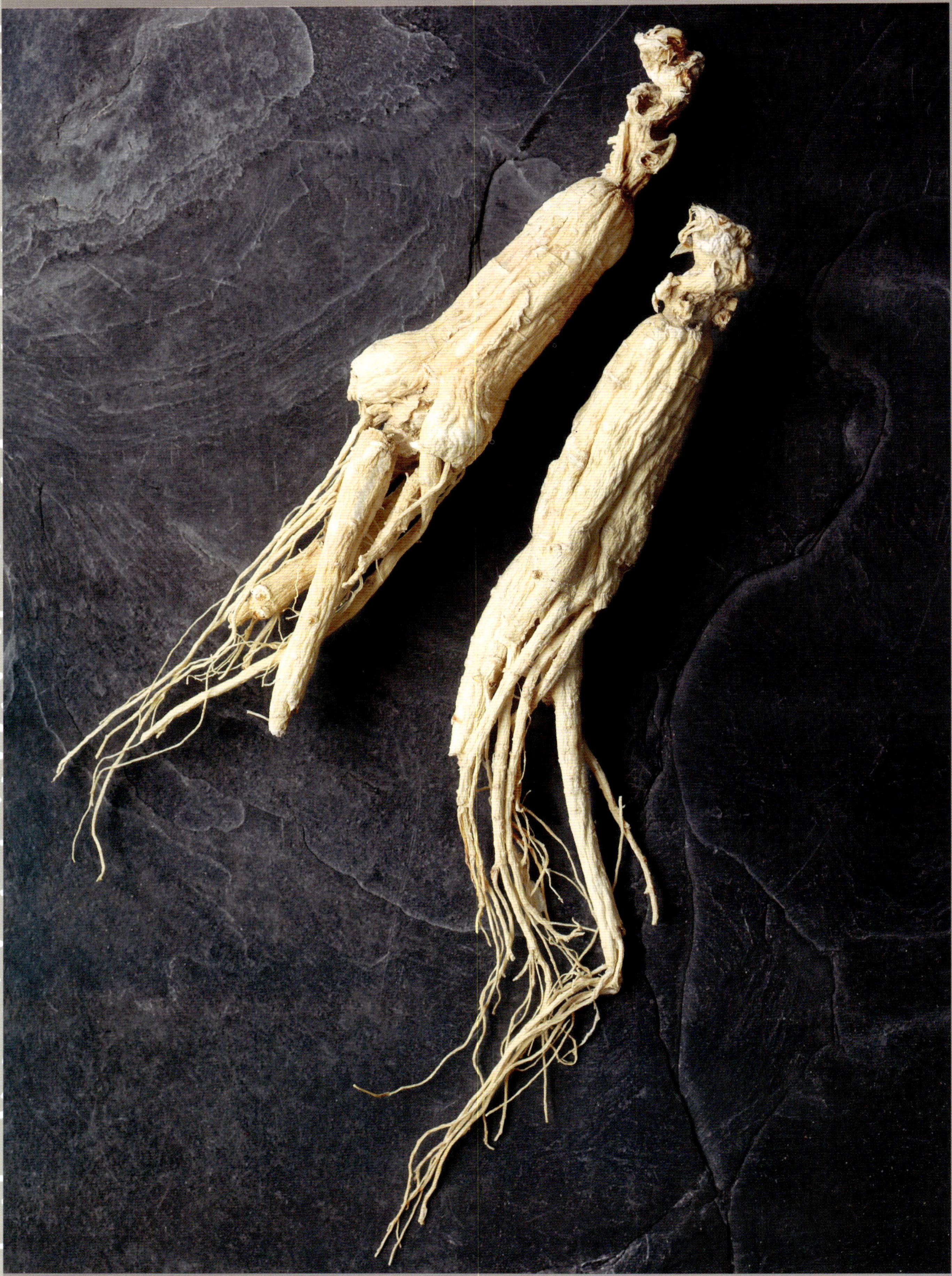

DÉLICE MAISON

Compresses au ginseng, la racine aux mille vertus

La relaxation coréenne en elle-même ne réclame aucune huile ou élixir. Mais il est d'usage, dans l'enceinte familiale ou dans les oncheon (bains thermaux), de rendre hommage à l'insam, ou racine aux mille vertus. Notamment après un massage de type acupression, dispensé dans les saunas de Séoul.

Petites compresses salutaires

Râpez des tranches épaisses de racines de ginseng afin qu'elles fassent 10 cm de long. Faites-les bouillir deux heures. Elles vont se réduire en filaments. Fabriquez une petite boule puis passez-la, encore chaude, sur toutes les zones musculaires endolories, l'intérieur des mains et la plante des pieds. L'effet combiné de la chaleur et des quelque cent cinquante principes chimiques du ginseng va libérer le corps des tensions qui subsistent.

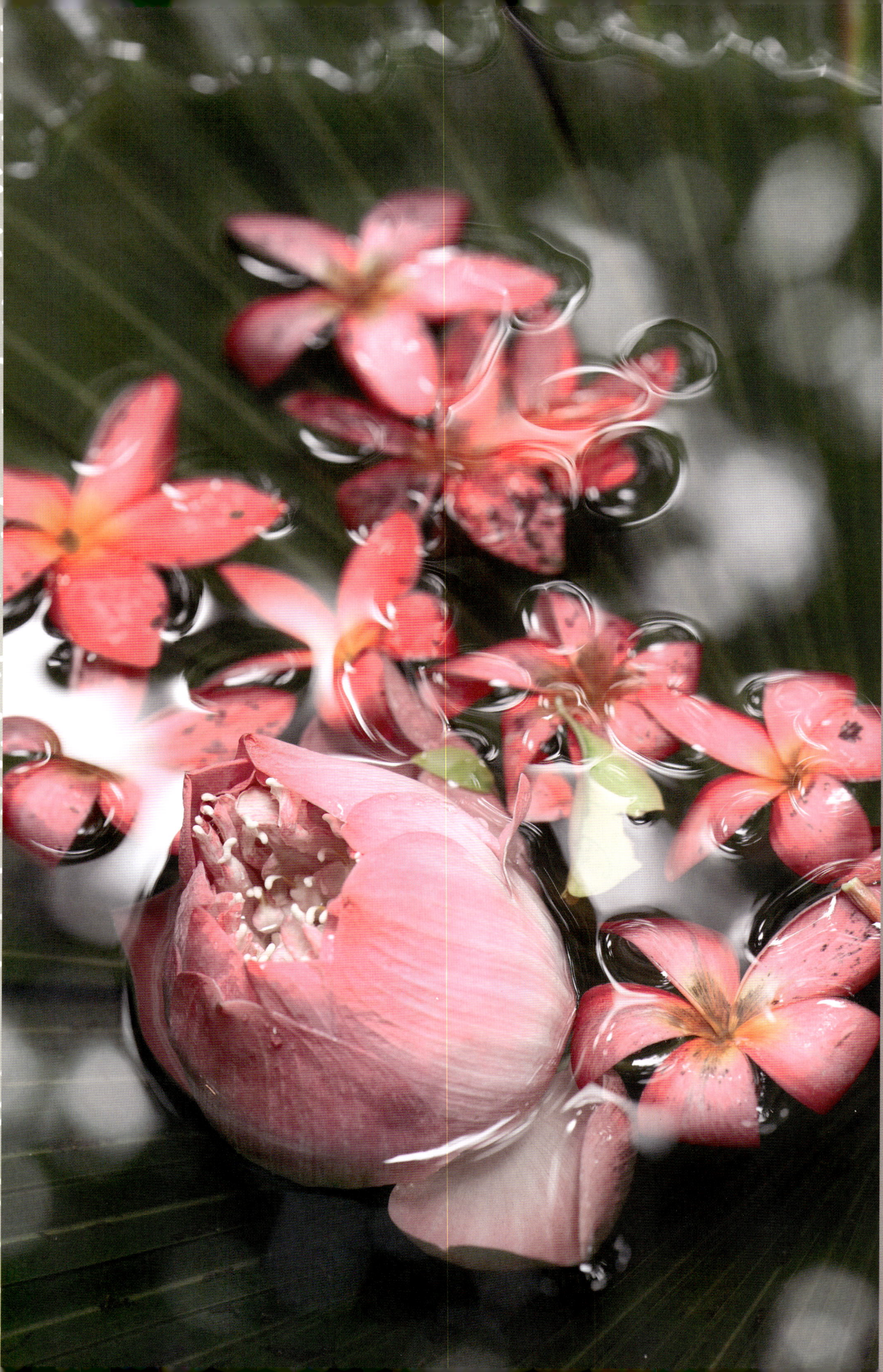

LE MASSAGE TIBÉTAIN

Éveil et sagesse

Sur les plateaux himalayens, la culture âyurvédique a longtemps dominé les esprits. Shakyamuni, le Bouddha historique, aurait révélé aux hommes de la région un enseignement médical, consigné en langue sanskrite dans le tantra racine. Traduit en tibétain au VIe siècle, ce traité décrit les préceptes d'une médecine émotionnelle. Celle-ci suppose qu'une bonne condition physique dépend d'un équilibre parfait entre trois humeurs : vent, phlegme et bile, homologues des dosha indiens. Le massage permet de rééquilibrer ces humeurs, sources d'énergie vitale.

{Son intention}

Grâce à une connaissance approfondie de l'individu, le massage tibétain déploie toute sa créativité pour faire palpiter le corps et dynamiser l'esprit.

PARVENU À UN ÉQUILIBRE PSYCHIQUE ET SENSORIEL, ON JOUIT DE L'INSTANT PRÉSENT.

Wangmo Tseten

Portrait de maître

Cette jolie femme au regard teinté de mélancolie est docteur en médecine. C'est à Lhassa qu'elle a grandi et fait ses études, avant d'être contrainte à une vie errante. Le drame de l'exil lui fait souvent penser aux siens. A son grand-père, un homme sage qui lui enseigna l'art de guérir, alors même que la profession était considérée comme une histoire d'hommes. Réfugiée au Népal, puis en Inde, elle arrive en France *via* l'Alliance française. Quelques boulots plus tard, la pratique du massage en poche, la petite porteuse de mémoire tibétaine s'offre un surcroît de liberté. De Paris à l'île Moustique, elle intègre les plus beaux spas. Aujourd'hui, avec sa sœur, elle s'occupe d'une jolie boutique tibétaine située au cœur de Paris. Son souhait, dit-elle, est de poursuivre son *dharma* (sa voie) et d'assurer des formations pour faire connaître le massage. Ainsi, l'esprit magique des hauts plateaux trans-himalayens continuera à s'exprimer… sans entrave.

{Ses leçons de vie}

1 – Pour les Tibétains, c'est un privilège d'être réincarné en humain.
Il est donc de notre devoir d'entretenir notre corps, une machine remarquable.

2 – Apprendre à s'ouvrir sensoriellement en se faisant masser régulièrement. Accepter de recevoir quelque chose de l'autre a un impact réel sur la créativité. Cela sert les projets de vie.

3 – Croire à soi-même. C'est la condition sine qua non pour aller, ensuite, vers les autres.
Et éprouver le sentiment de compassion envers autrui.

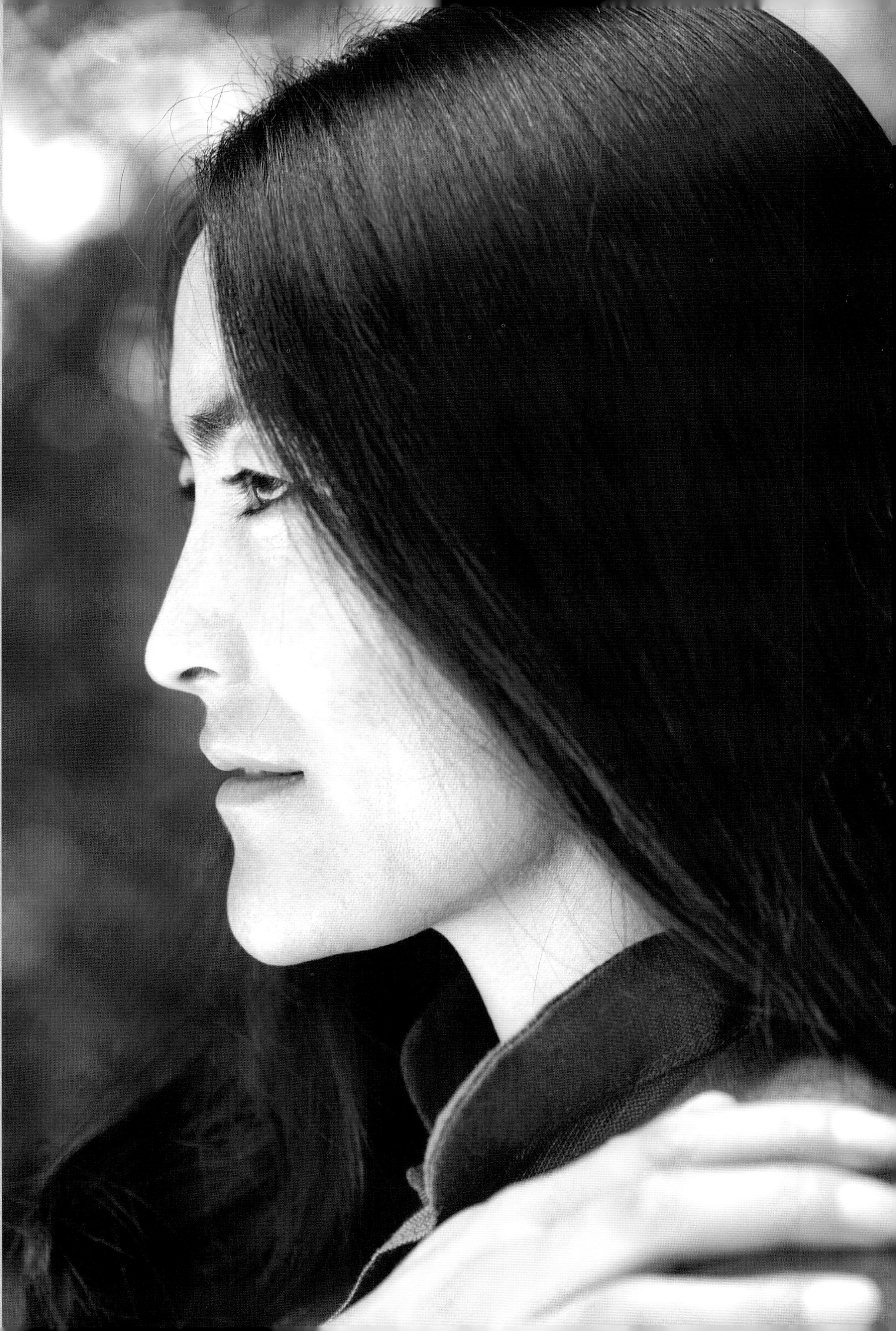

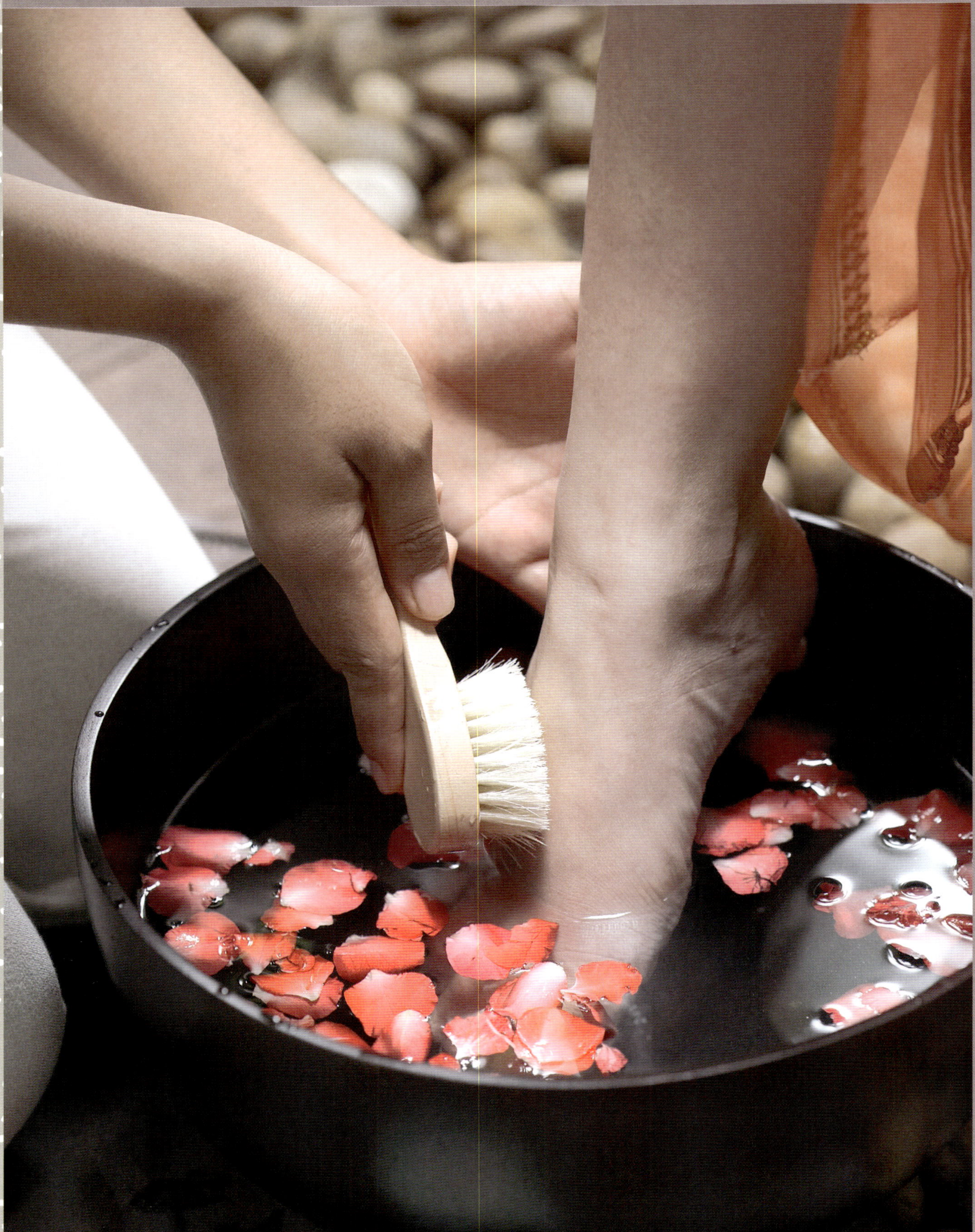

DÉLICE MAISON

Bain d'allégresse

Le massage tibétain, dans son extraordinaire compréhension du corps, prend en compte chaque partie de l'être. Comme dans bien d'autres massages asiatiques, le pied est considéré comme sacré. Il est parfois d'usage, avant le massage, de lui offrir un bain de sérénité.

Pour bénéficier, chez vous, de ce plongeon en eaux parfumées, mélangez dans une grande jatte 3 litres d'eau des montagnes, 1 cuillerée à soupe de thé noir de l'Himalaya ou 10 cl de vinaigre de riz. Trempez vos pieds dans cette décoction puis effectuez des mouvements de pointe/flexion. Enfin, munissez-vous de sel rose d'Himalaya, vierge de tout raffinage. Procédez à un petit gommage. La richesse minérale exceptionnelle du sel (pas moins de soixante-quatorze oligo-éléments) va favoriser une bonne circulation sanguine. Dans la pure tradition asiatique, ce soin apaise les pieds fatigués et re-énergise, en douceur, l'esprit.

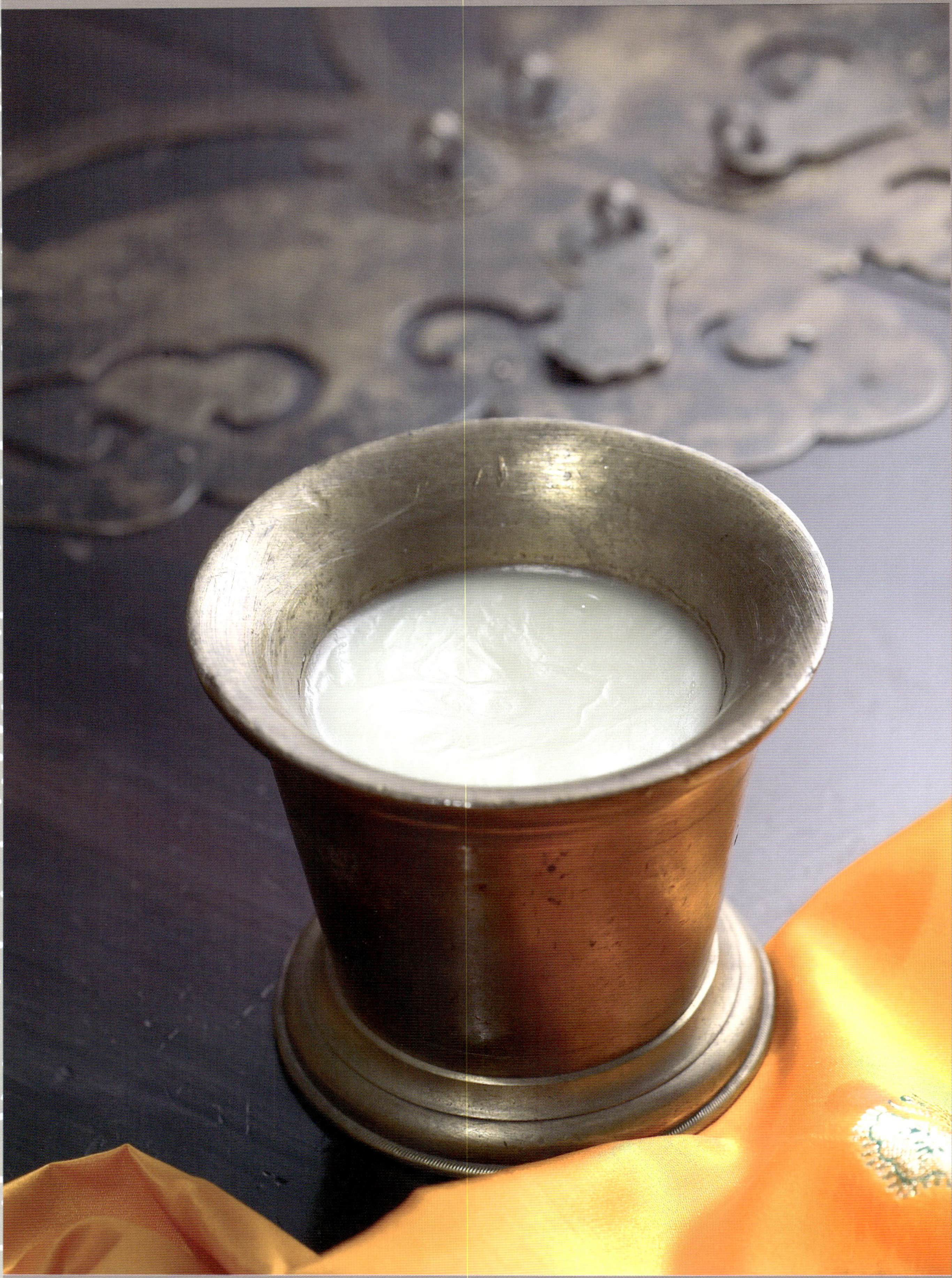

LA PHARMACOPÉE TIBÉTAINE

Poudre de gemmes, camphre, manne de bambous, racines et fleurs... Les montagnes sacrées recèlent de plantes et de minéraux destinés à entrer dans la composition d'onguents de massage. C'est à Dharamsala, au nord de l'Inde, que sont fabriquées les recettes ancestrales. La cueillette des plantes obéit à un rituel précis. Selon qu'elles poussent au nord, au sud, à l'est ou à l'ouest, leurs propriétés et leur utilisation diffèrent. Il convient aussi de les récolter à une saison précise (les racines, par exemple, sont extraites à l'automne) et toutes dans la même année pour une même potion. Incorporées dans des huiles végétales ou minérales, sous le contrôle d'une autorité bouddhique, elles distillent d'excellentes vertus thérapeutiques.

(le bon geste)

Pour une simple détente musculaire, munissez-vous de votre baume médicinal. Placez vos deux mains autour du cou, les pouces sous le menton et les doigts sur la nuque. Exercez une pression moyenne en descendant lentement pendant trente secondes.

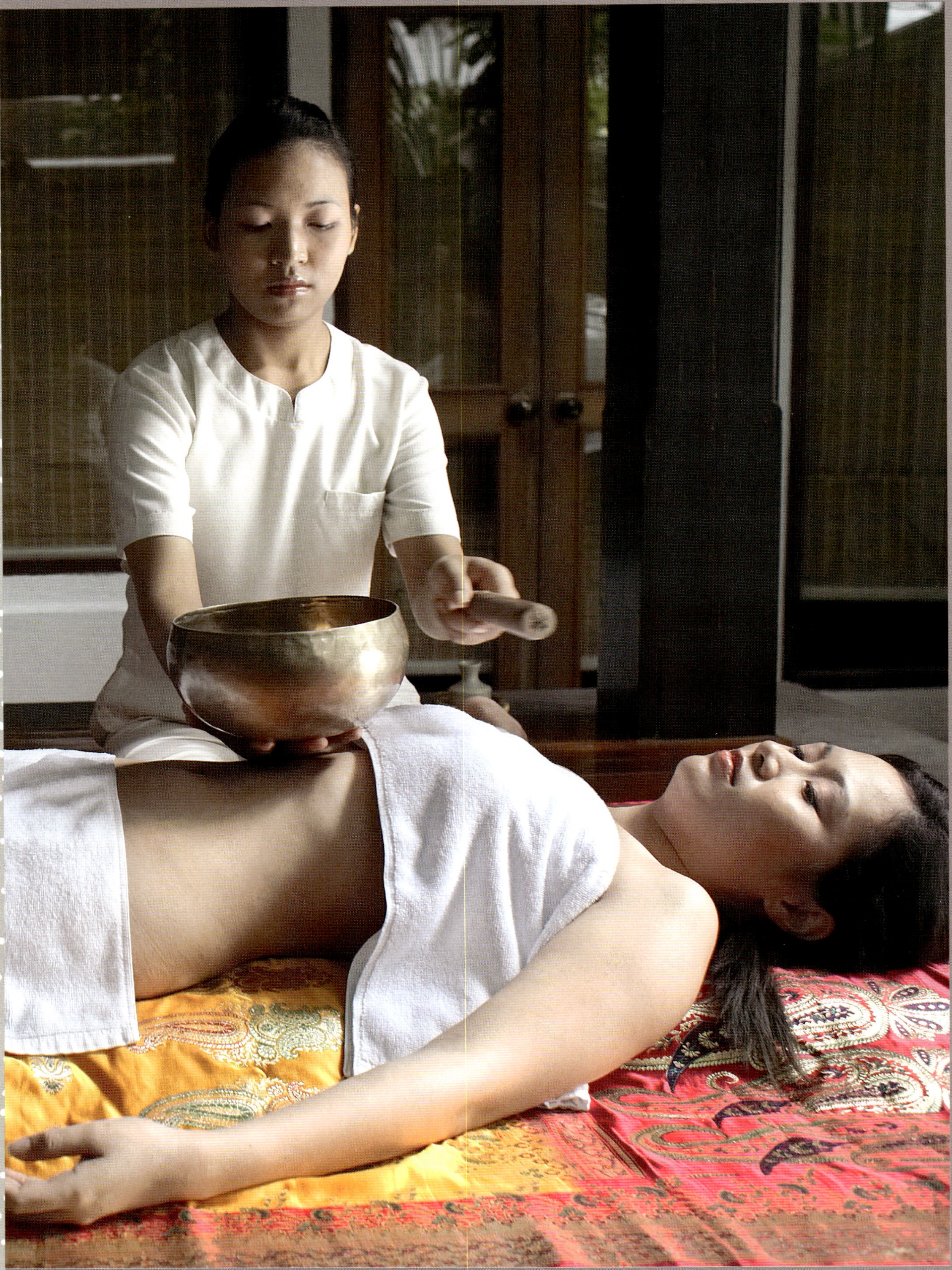

{PARENTHÈSE DÉTENTE}

L'utilisation des bols chantants permet de vivre une expérience sensorielle. Leur tintement particulier produit une vibration acoustique qui se propage dans tout le corps. Réalisant ainsi une sorte de massage interne. Pour goûter à cette sensation « enveloppante », tenez le bol sur le bout des doigts et placez-le devant le plexus solaire. Frappez-le lentement mais fermement, comme un petit gong, avec le bâton de bois. Un son d'une pureté cristalline va vibrer dans tout votre corps comme une onde sonore. Alors qu'elle résonne en vous, elle fera écho à toutes sortes d'émotions.

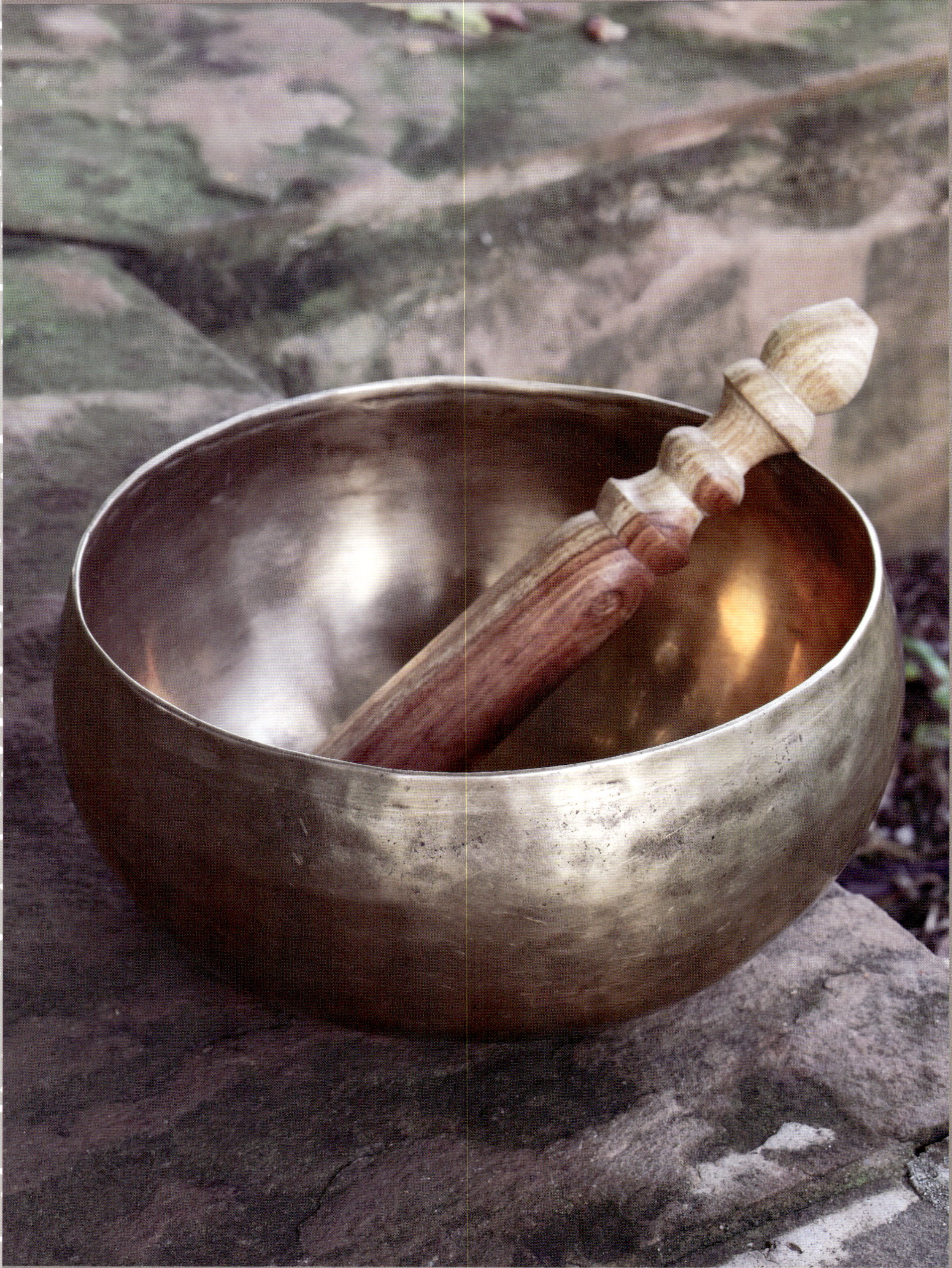

LE BOL ENCHANTÉ

Rond, massif et rassurant, le bol tibétain, d'origine chamanique, est constitué d'un alliage de sept métaux. Chacun (argent, fer, mercure, étain, cuivre, plomb et or) est associé à une planète du système solaire. Chez les peuples himalayens, son utilisation diffère, mais son caractère sacré est unique.

{VIVRE LE MASSAGE}

1

Le thérapeute pose sur les points de chakras des cônes d'armoise ou de plantes médicinales. Ces derniers se consument à température constante et produisent une fumée purificatrice. Sous l'effet de la chaleur, le corps s'ouvre comme un livre.

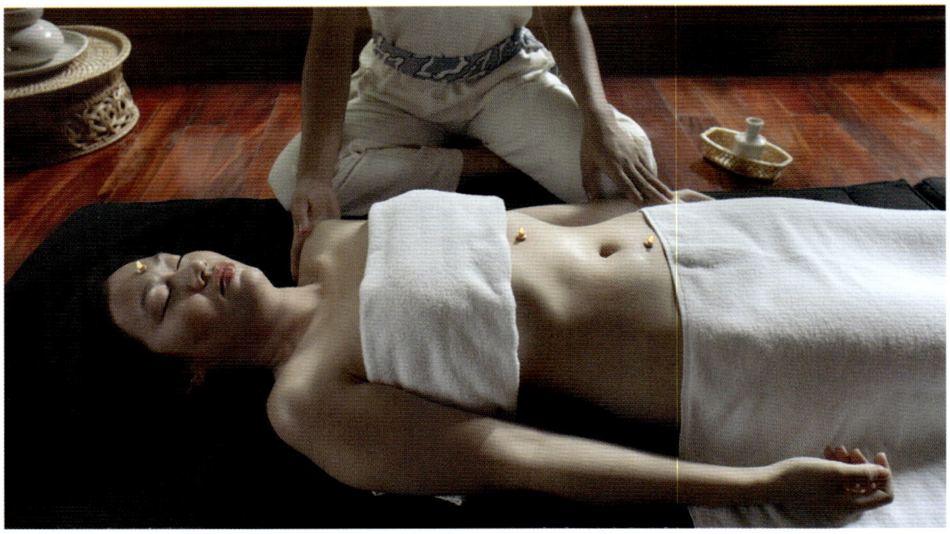

2

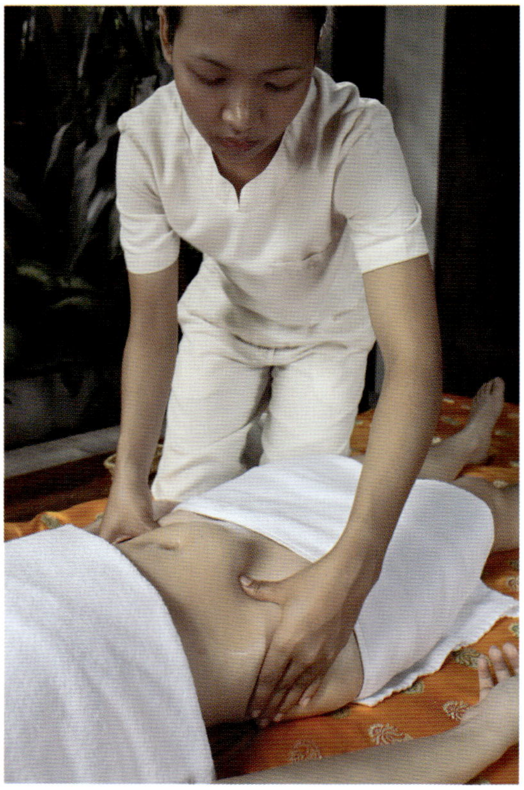

Dans la phase ku, le praticien applique les huiles médicinales. Dans la phase nye, il malaxe, frotte et travaille la masse musculaire et les tendons.

3

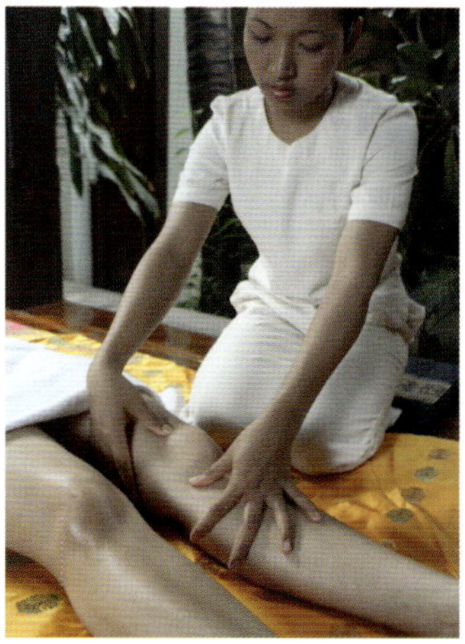

Le massage considère le corps comme une plante. Si la « sève » circule mal, il affiche sa morosité. Il convient de dissiper les blocages en travaillant plus particulièrement les articulations et le trajet lymphatique.

4

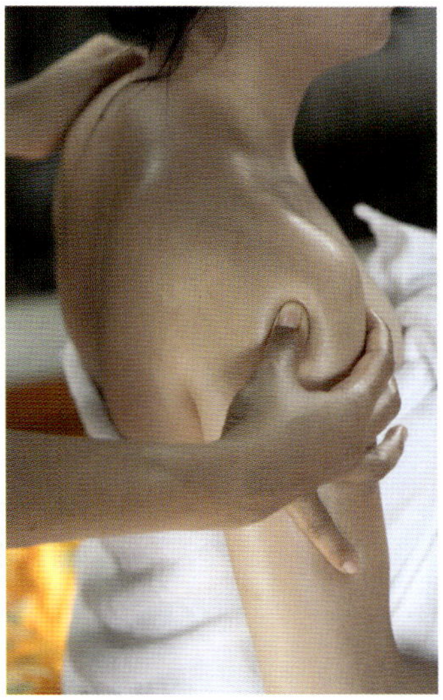

Les pouces exercent des pressions douces sur les points d'acupuncture, plus particulièrement ceux qui sont douloureux au toucher.

5

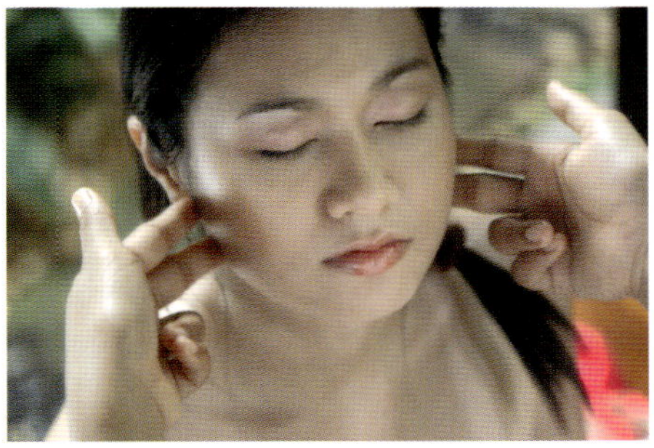

La tête est le siège de toutes les pensées, plus ou moins agitées. Le thérapeute effectue des pressions avec les index avant de décrire des petits cercles. Cette attention décontracte tous les muscles faciaux.

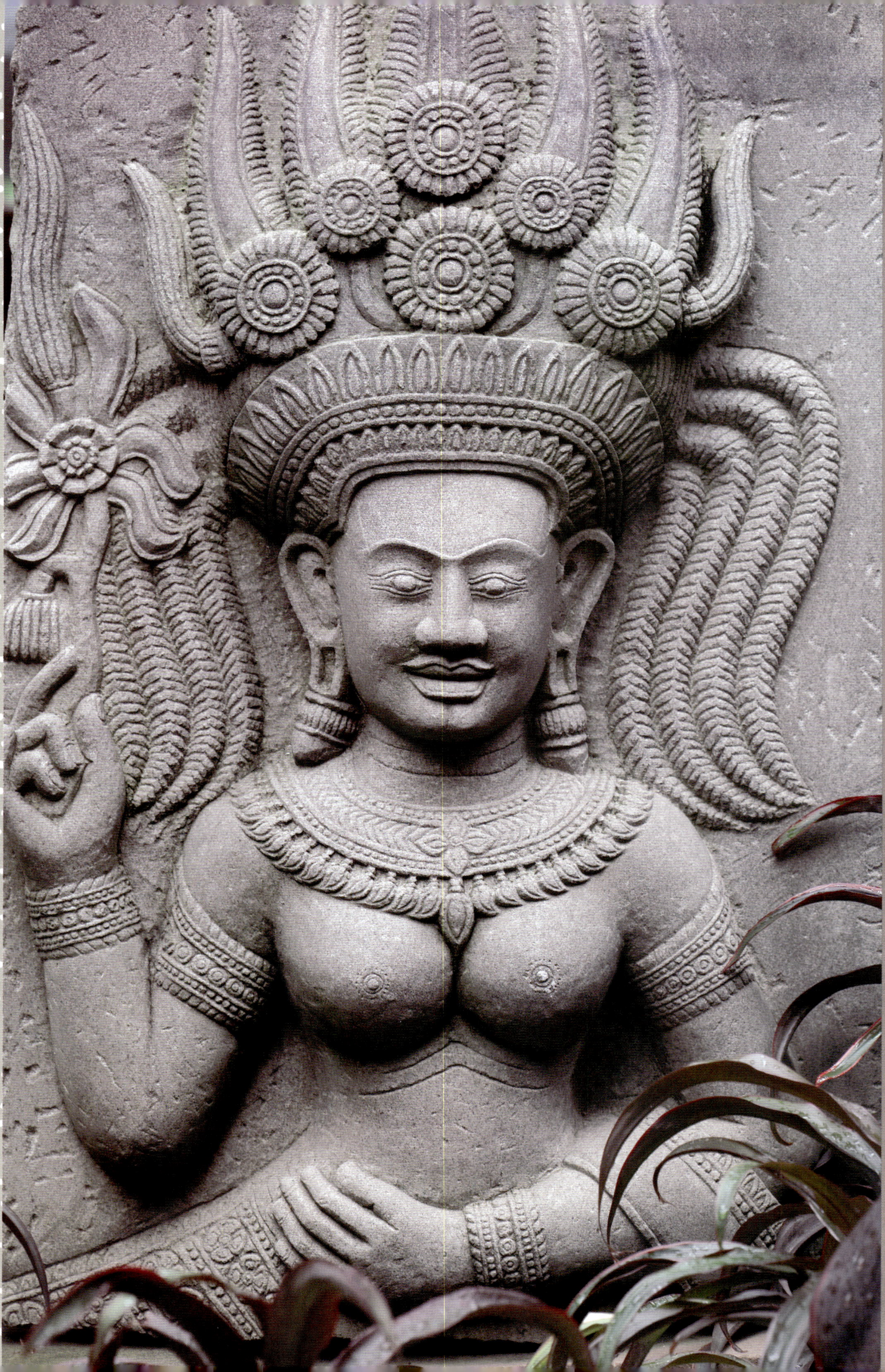

LE MASSAGE BALINAIS

La sagesse en quelques gestes…

Des plus petits villages reculés dans les montagnes aux trottoirs agités de ses poumons citadins, Bali sent bon la quiétude. Elle se lit sur le sourire des gens, se promène entre les temples et les habitations, se distribue sans compter dans les salons de massages. Point de rencontre entre l'Inde et la Chine, l'île porte en son sein cette tradition ancestrale, illustrée par une dizaine de techniques différentes, plus ou moins vigoureuses, mais toutes dédiées à la santé du corps et de l'esprit. Les plus connus ? Le jamu, issu de la pharmacopée d'antan ; le urut, qui signifie « massage » en javanais, prodigué pour détendre les articulations et le pijat, traduit également par « massage » en balinais, plus doux, qui apaise l'esprit. Pour connaître les origines des uns comme des autres, il faut aller chercher dans les archives du jamu, la médecine traditionnelle indonésienne. Elle préconisait, pour soulager tous les maux, en accompagnement de baumes, décoctions et autres potions curatives à base de plantes, une gestuelle de massage bien précise, prodiguée uniquement par les moines médecins dans les temples. A commencer par ceux des paysans, dont une vie de travail en rizière abîmait les jambes et le dos. Malaxés, décontractés, drainés, les membres sans douleurs favorisaient d'autant plus la sérénité et le lâcher-prise de l'esprit. Au point d'ailleurs que les rois ne prenaient jamais une décision capitale sans se faire masser pendant de longues heures, voire plusieurs jours. Dans un état de décompression extrême, le monarque se sentait alors apte à faire le meilleur choix.

Depuis, le massage balinais a traversé les siècles et les frontières, mais son but reste le même : effacer tous les maux physiques et spirituels.

{Son intention}

Loin des aspirations médicales d'autrefois, le massage balinais vise néanmoins un mieux-être immédiat, une meilleure circulation du sang et, avant tout, une profonde relaxation. Un but atteint par le praticien qui stimule le système lymphatique et pétrit les muscles pour les soulager. Pour ce faire, il se livre avec son patient à un corps à corps aussi délicieux que déroutant. Pressions sur les membres entre la paume et les doigts, longs mouvements de glisse profonds sur le corps avec les avant-bras, jeux de coudes sur les axes de tension ou frottements énergiques de l'épiderme avec les poings fermés.

Le protocole est précis, infaillible, magique.

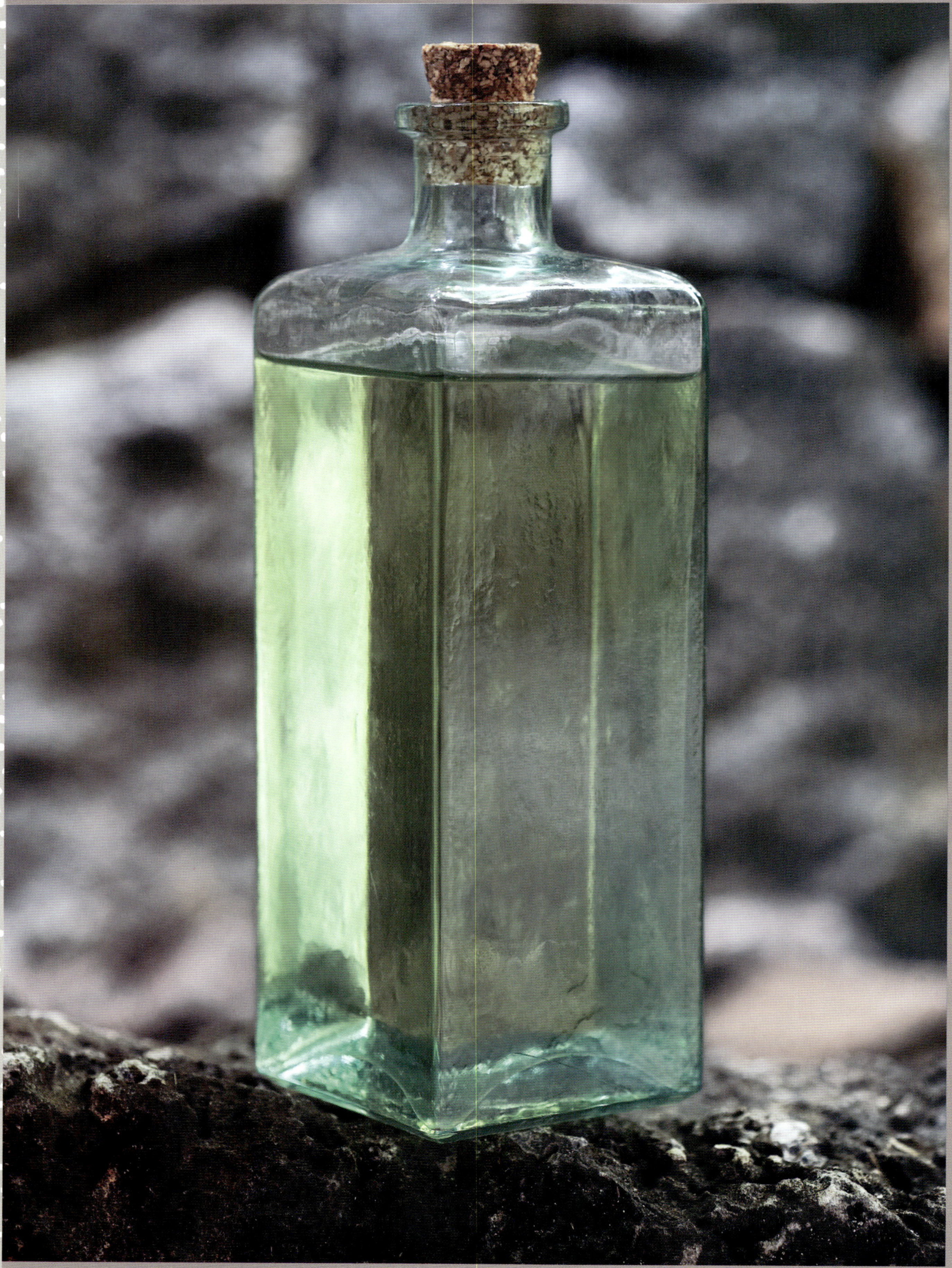

L'HUILE DE MASSAGE

Passeport pour la douceur

Parce que leur beauté, comme celle de la nature qui les entoure, est un cadeau divin, les Indonésiennes ont un profond respect pour la santé de leur peau. Inscrite dans la culture et dans les traditions depuis toujours, cette notion induit des rituels esthétiques destinés à transcender l'éclat de leur épiderme si joliment miellé. Au service de la jeunesse, des plantes, des épices et des fruits dont on extrait des huiles qu'on aromatise à souhait. Pour accompagner les massages, l'onguent le plus fréquemment utilisé s'inspire des secrets de beauté des princesses balinaises. Il s'agit d'un mélange réalisé à partir d'une infusion de fleurs de frangipanier dans de l'huile de germe de riz et de noix de coco, fabriquée artisanalement dans l'archipel indonésien à partir de la pulpe séchée au soleil et pressée à froid du fruit. Parfois parfumée également de quelques gouttes d'huiles essentielles de chempaka, de lotus, de santal ou de thé vert, tous connus pour leurs propriétés antioxydantes et hydratantes, cette huile procure un massage relaxant et apaisant qui laisse la peau douce et satinée.

{VIVRE LE MASSAGE}

1

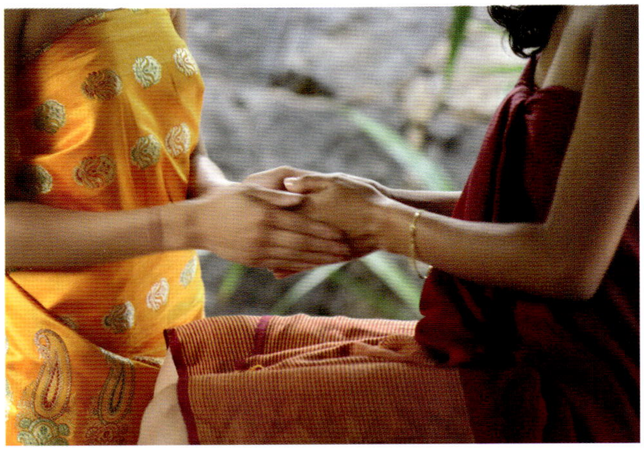

Pudeur, respect, confiance sont les mots clés d'une séance réussie. Ils ouvrent l'esprit sur l'horizon de la relaxation. Comme une prise de contact qui donnera le ton, la mise en confiance se fait en massant en premier les mains du client.

2

Il est une vieille tradition balinaise selon laquelle la thérapeute ne peut prodiguer sans être elle-même à l'apogée de la relaxation. Pour ce faire, elle fait brûler l'encens des dieux suprêmes, le Kemenyan, puis récite une prière ou murmure un chant religieux. Le calme parfait peut alors lentement pénétrer l'âme et, lorsque les mains commencent à effleurer le corps, tout devient harmonieux. La fusion est totale entre la masseuse et la massée.

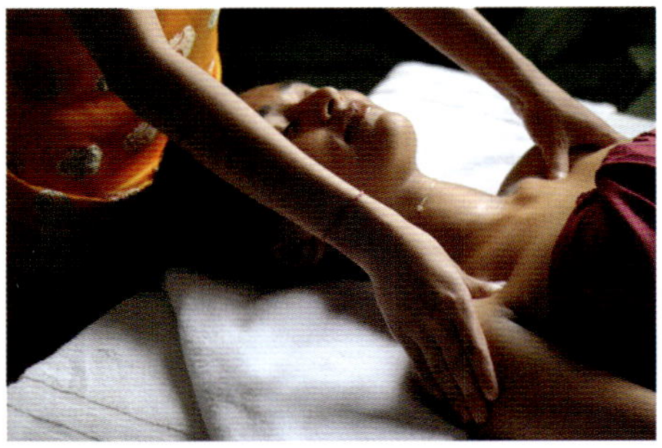

3

Cette sensation de bras lourds, engourdis par la fatigue, résulte souvent de tensions accumulées dans le dos. Inaugurer une séance par quelques points d'acupression sur les mains, les avant-bras et les biceps permet d'optimiser ultérieurement les effets du massage sur les tensions dorsales.

La première étape du massage achevée, celle – énergique et parfois douloureuse – des pressions musculaires, vient la seconde – et délicieuse – partie du traitement.

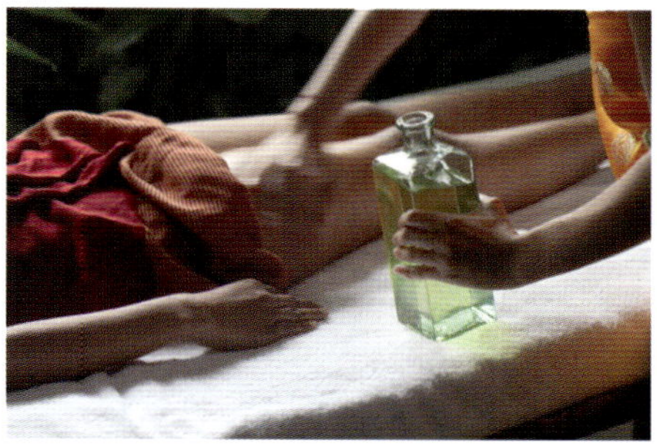

Bien plus douce et délicate que la précédente, elle appelle à l'utilisation de l'huile de coco pour faciliter les mouvements et adoucir la peau.

4

Comme on pétrit une pâte à pain, les muscles des cuisses sont pressés, malaxés, entre les doigts puissants de la masseuse. En appuyant de tout son poids, elle accentue la pression de ses mains et augmente l'effet « dénouant » du geste. Sans pitié pour les nœuds et les zones douloureuses, ces pétrissages des membres travaillent les tissus en profondeur et soulagent immédiatement.

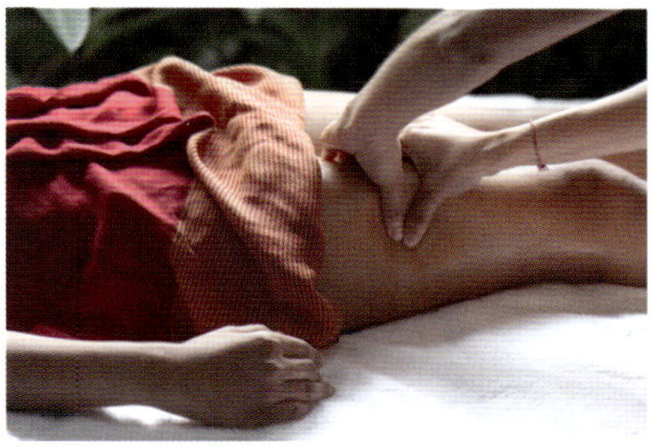

5

Les pressions glissées font partie des gestes importants du massage balinais. Facilitées par la présence de l'huile de coco aromatisée, elles sont destinées à presser le muscle avec fermeté à la fois pour le détendre, mais aussi pour le préparer à d'autres gestes de relaxation inscrits dans le protocole.

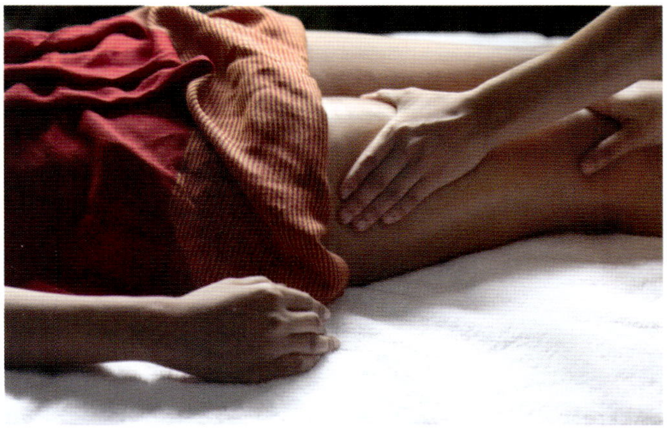

{VIVRE LE MASSAGE}

Un pijat parfait ne peut se conclure sans effleurages et pressions glissées, très légères et destinées à parfaire la relaxation. C'est sur des muscles préalablement détendus par les pétrissages que les mains glissent. Elles partent de la cheville et remontent jusqu'au sommet de la cuisse. Un parcours répété plusieurs fois et qui laisse une sensation de légèreté à nulle autre pareille.

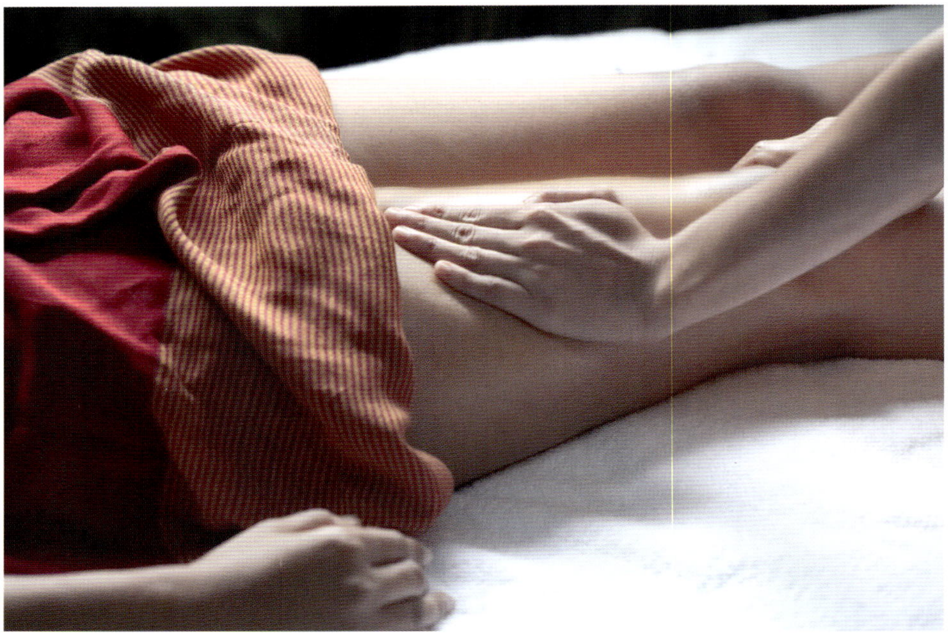

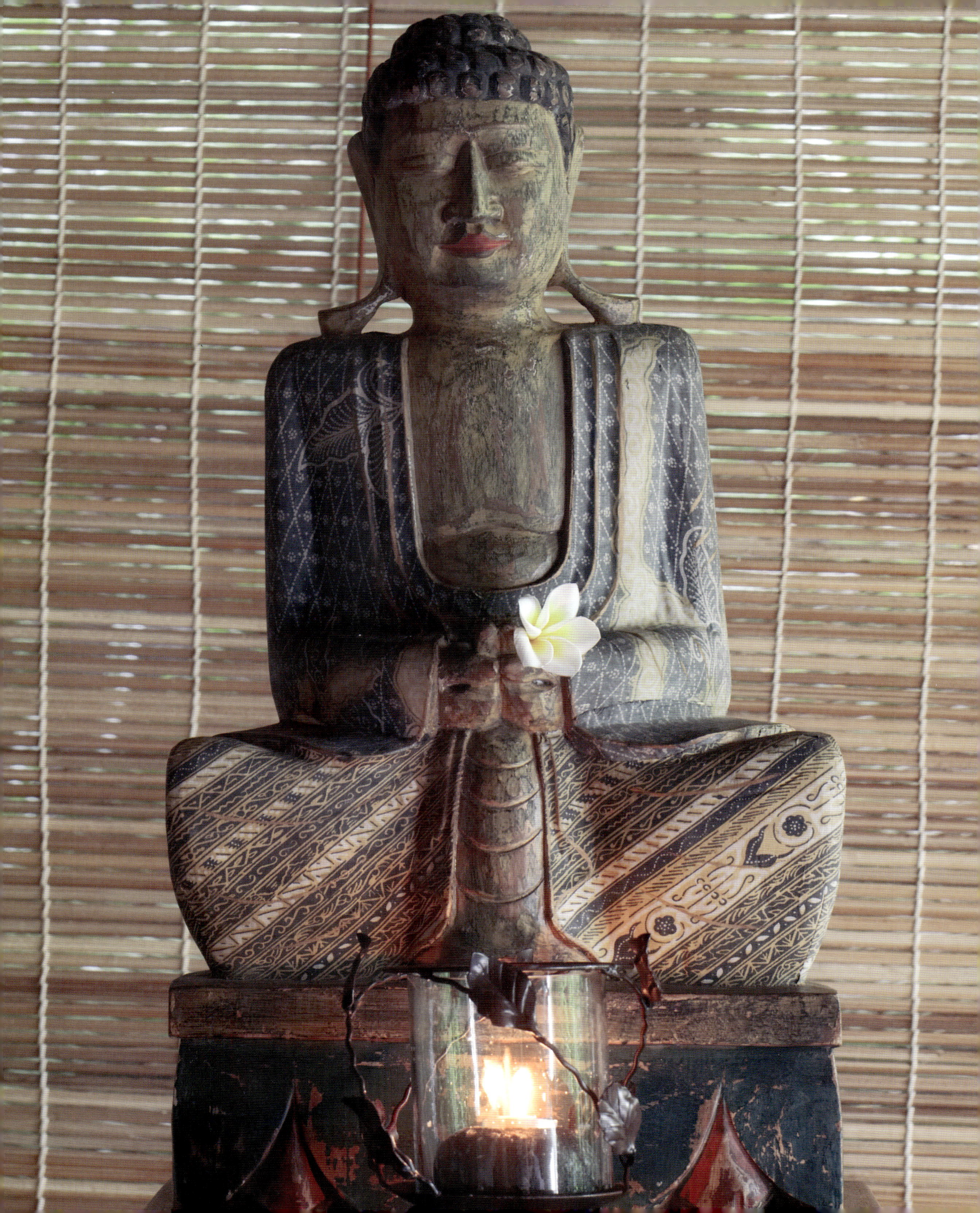

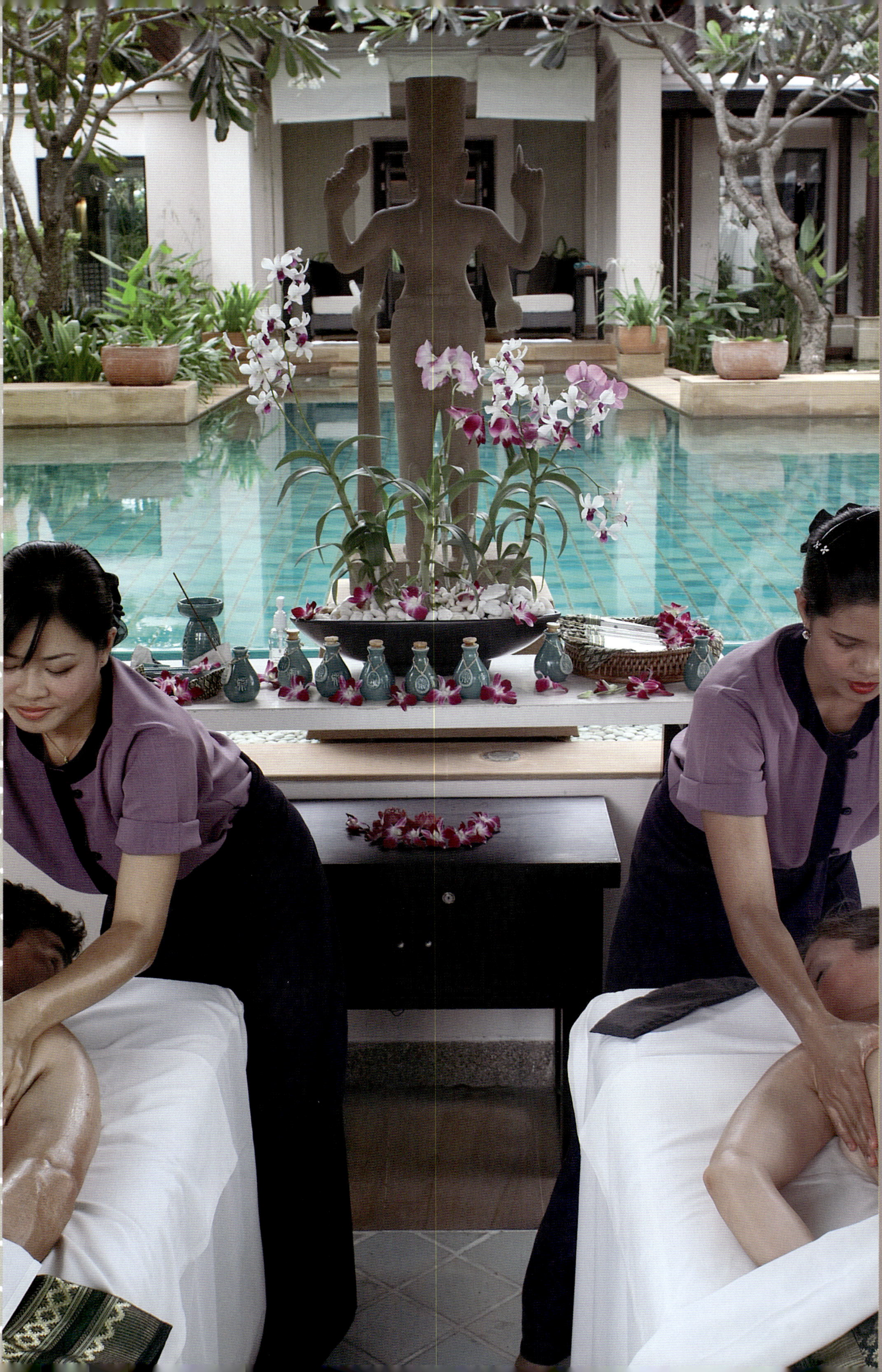

LE LOMI-LOMI

Massage et langage amoureux

Le massage traditionnel, ou lomi-lomi, calque sa vigueur sur la personnalité de l'île. A Hawaï, entre mer déchaînée, volcans qui crachent des volutes de feu et nature foisonnante, la terre semble se trouver du côté d'un paradis exubérant… De tradition familiale, ce « soin des autres » puise ses racines dans la culture polynésienne. Dans la croyance locale, seuls quelques élus (*kahunas*) étaient désignés comme guérisseurs. C'est à eux que revenait l'honneur de soigner avec les mains et de transmettre un message d'amour. Un message ignoré des missionnaires qui jugèrent, au XIXe siècle, cette pratique inacceptable. Dans les années 1960, apogée du « peace and love » oblige, la technique est à nouveau prodiguée et enseignée aux Américains friands de nouvelles sensations.

{Son intention}

Sensuel et sentimental, le lomi-lomi, ou « toucher de l'amour », permet de se réapproprier toutes sortes de sensations.

{VIVRE LE MASSAGE}

1

Avant de débuter une séance, le praticien se connecte avec « Akua » (Dieu) afin de recevoir puis de donner tout l'amour du monde.

2

La tradition veut que le rituel s'effectue en harmonie avec l'air (effleurage), la terre (travail en profondeur), l'eau (mouvements longs et profonds) et le feu (manœuvres qui unifient le corps).

3

Le massage distille la surprise. Doux, il peut se faire profond puis vigoureux pour des vagues successives de bonheur à fleur de peau.

4

Le praticien utilise les coudes, les avant-bras, les pouces et les paumes de la main pour un ballet parfaitement synchronisé. Il se sert d'une huile de coco délicatement parfumée.

5

Un bonheur qui peut être pratiqué par une ou plusieurs personnes. En couple, il rétablit l'harmonie au sein du duo.

6

Au final, le hula, danse libératrice effectuée par le masseur autour du receveur, achève d'alimenter la part de rêve… Un véritable régal pour les yeux et le toucher.

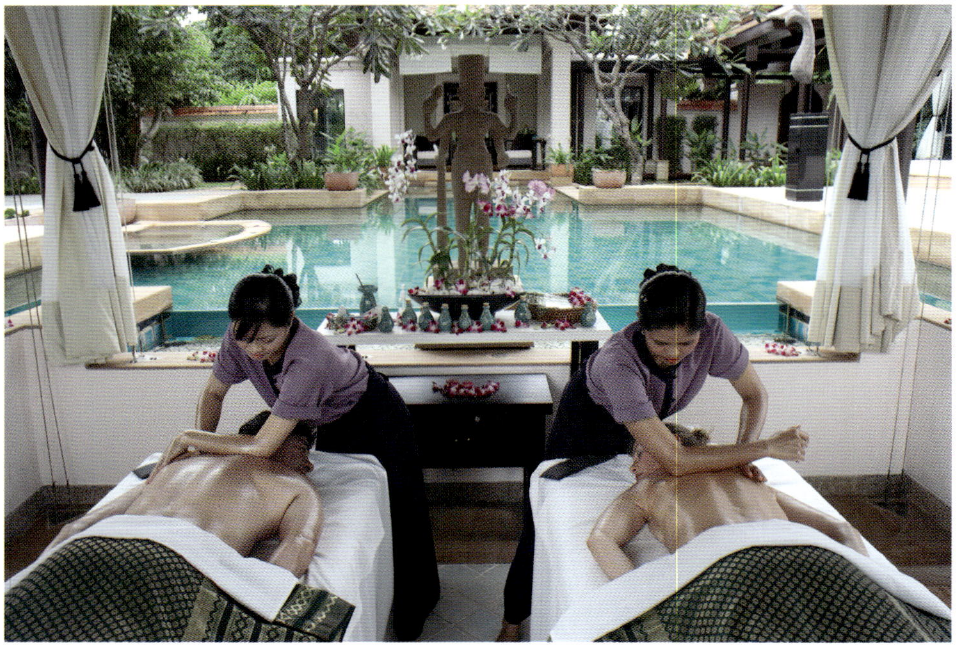

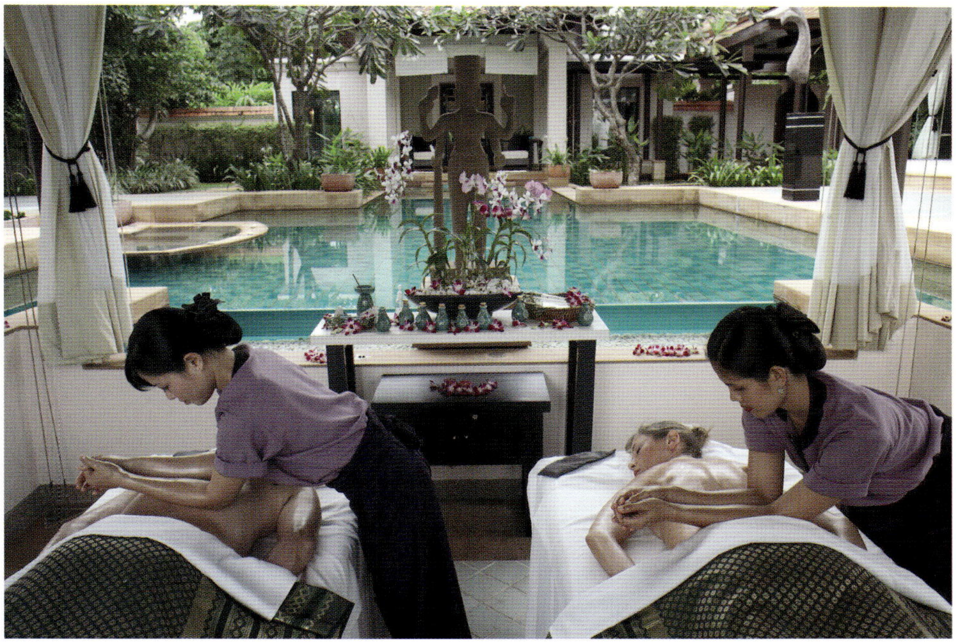

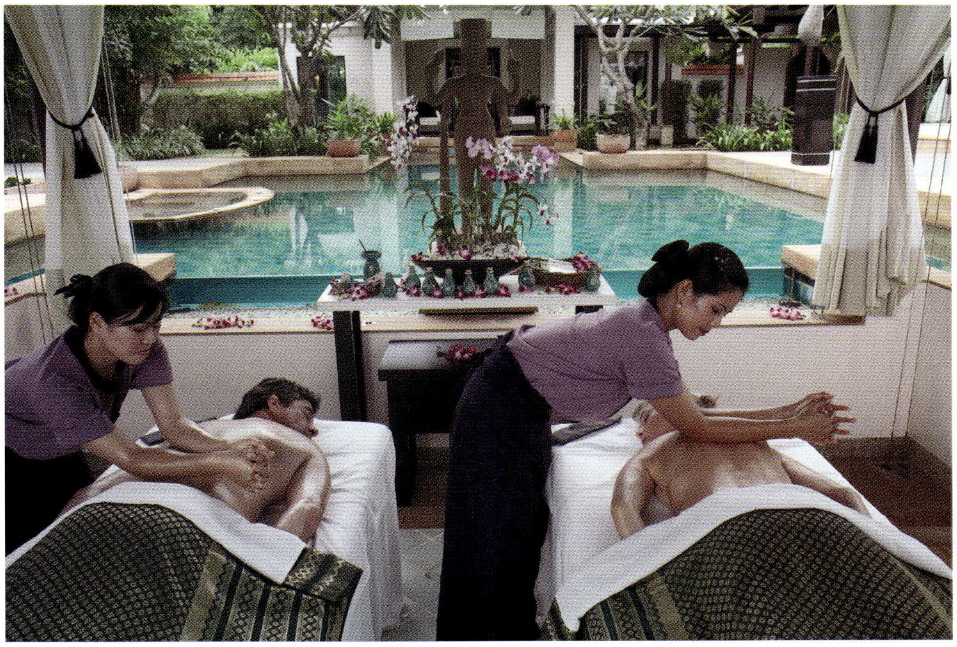

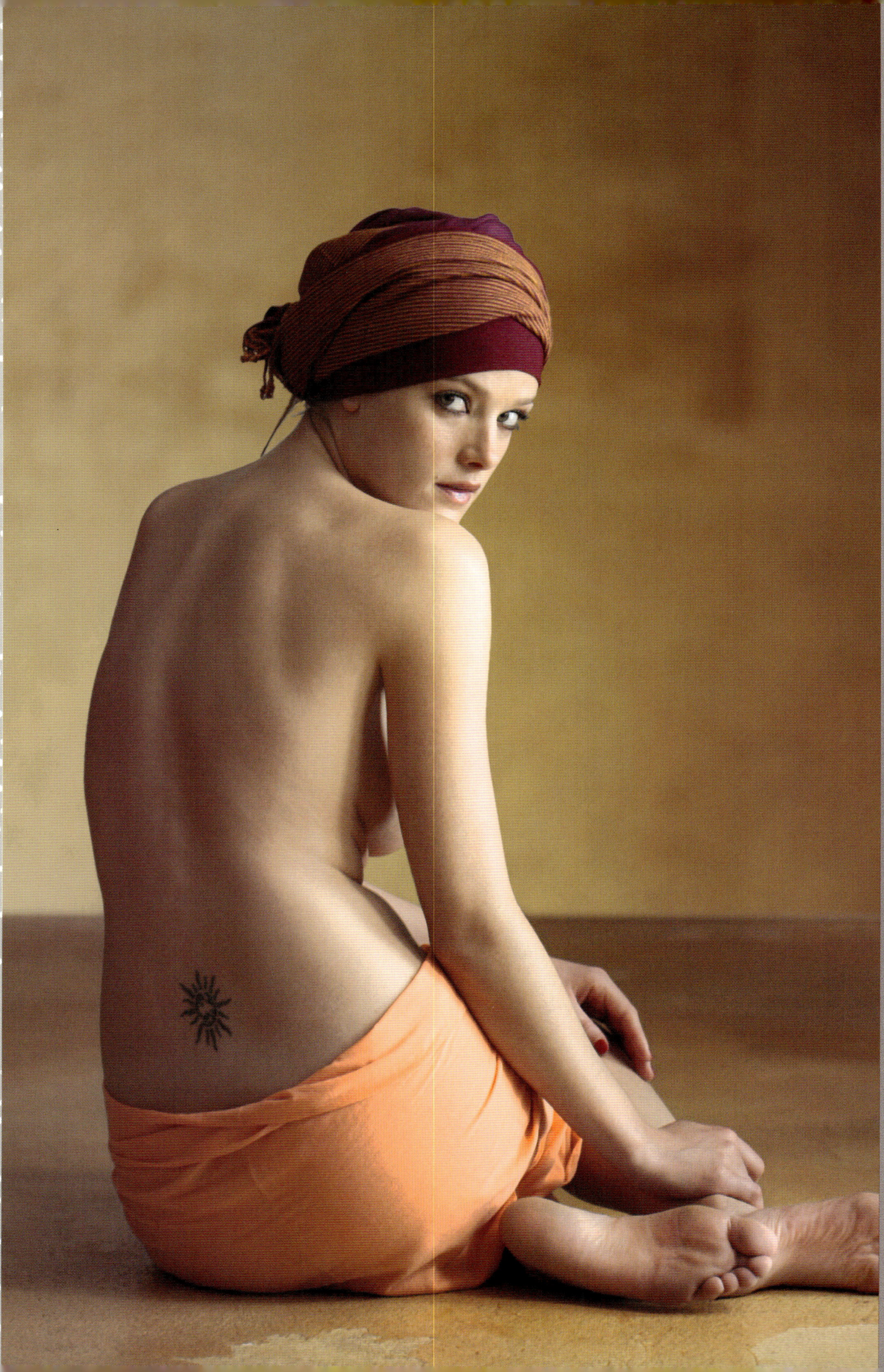

LE MASSAGE MAROCAIN

À mi-chemin entre la médecine et le Coran

Le mot *massage* vient du grec *massein*, de l'hébreu *mashesh* et de l'arabe *mass* qui signifie pétrir, palper, presser. Derrière ce simple détail étymologique se cachent un peu plus de quatorze siècles d'histoire. Mille quatre cents longues années pendant lesquelles le massage oriental a existé et enthousiasmé le monde occidental.

Tout commence au VIIe siècle de notre ère, lorsque le prophète Mahomet découvre chez les Grecs et les Romains les bains de vapeur et les massages qui les accompagnent. Convaincu de leurs vertus purifiantes sur le corps et l'esprit, il les inscrit dans les pratiques religieuses et encourage la construction de hammams en annexe des mosquées. Là, le rituel ne tarde pas à se muer en institution dans tous les pays arabes. Chaque semaine, hommes et femmes de tous âges se rendent au hammam pour se purifier, se détendre, se rencontrer et surtout se faire masser. La technique est instinctive et vigoureuse. L'effet, lui, est très relaxant.

Deux siècles s'écoulent. L'Empire romain n'est plus mais ses traditions demeurent. Sa médecine inspire les scientifiques arabes, dont le plus grand : Ibn Sina, dit Avicenne. Au XIe siècle, cet éminent médecin et philosophe iranien écrit dans son encyclopédie médicale que les massages sont « destinés à dissiper les substances néfastes présentes dans les muscles et qui ne sont pas éliminées par l'exercice physique ». Partant de là, il met au point un massage thérapeutique, dont les techniques curatives perdurent encore aujourd'hui.

{Son intention}

Qu'ils soient relaxants ou thérapeutiques, les deux styles de massages marocains ont le même but : purifier le corps et le débarrasser de ses tensions musculaires.

La gestuelle du plus vieux massage prodigué dans les hammams est énergique et consiste principalement à un enchaînement d'étirements des membres afin de remettre en place les articulations. Cette technique traditionnelle peut être dangereuse si elle n'est pas pratiquée par une personne expérimentée car elle peut provoquer une élongation des articulations.

Plus récent mais tout aussi prisé, le massage thérapeutique, principalement drainant et relaxant, fait de pétrissages et de points de pression, s'effectue en suivant le tracé musculaire.

Abderrahim Gnigi

Portrait de maître

Dans sa petite ville de Khouribga, située à 120 km de Casablanca, le petit Abderrahim Gnigi – dit Abdou – est fasciné par sa mère. Celle qui lui a donné la vie a un pouvoir magique : elle est capable de soigner tous ceux qu'elle touche. Né en 1967, l'enfant n'a que six ans mais rêve déjà de faire comme elle : « Je me souviens de ma mère à la maison, confie-t-il, plâtrer des fractures avec un mélange de laine, d'œuf et d'huile d'argan. De mes sept frères et sœurs, j'étais le seul à vouloir l'imiter. » Il devra attendre son quatorzième printemps pour que sa mère le laisse œuvrer sur les ligaments d'un coude blessé. En le voyant faire, elle est rassurée : son fils a le don. Mais Abdou veut aller plus loin. L'adolescent lit tout ce qui traite des massages thérapeutiques et s'exerce sur ses amis. A vingt-quatre ans, il devient professionnel et masse dans les hôtels marocains avant de partir en Italie où il est masseur attitré d'une équipe de rugby. Il quitte son emploi qu'il juge trop répétitif, arrive en France et se fait embaucher à la Mosquée de Paris en tant que… ouvrier peintre. Pour arrondir ses fins de mois, Abdou prodigue des massages à domicile en attendant de trouver un poste de praticien. En 1996, soit six mois après l'ouverture de son établissement, le patron des Bains du Marais lui offre sa chance. Depuis, le superbe institut oriental parisien est devenu aussi célèbre que ses massages dispensés par Abdou. Habité par la grâce, l'homme aux mains magiques détend les corps rompus avec une ferveur inaltérable : « La grand-mère de ma mère avait déjà ce don, conclut-il. J'espère bien le transmettre à mes enfants. »

{Ses leçons de vie}

1 – J'ai toujours à portée de main des pâtes de fruit ou du chocolat pour le sucre et l'apport d'énergie. Se respecter soi, c'est respecter les autres. Prendre soin de son corps, en faisant du sport, en mangeant sainement, c'est aussi préserver son esprit de bien des turpitudes.

2 – La détente ne commence que lorsque le corps est totalement libéré. Certains massages sont si puissants qu'ils peuvent épuiser, provoquer de la fièvre ou des courbatures. C'est le signe que le massage – dont la durée idéale est de 1 h 30 – a été efficace et que l'organisme est vraiment purifié.

3 – Le bien doit être fait avec le cœur et si possible gratuitement. Ma mère ne se faisait pas payer, sauf d'une pièce symbolique car c'est comme cela que la guérison prend toute sa valeur.

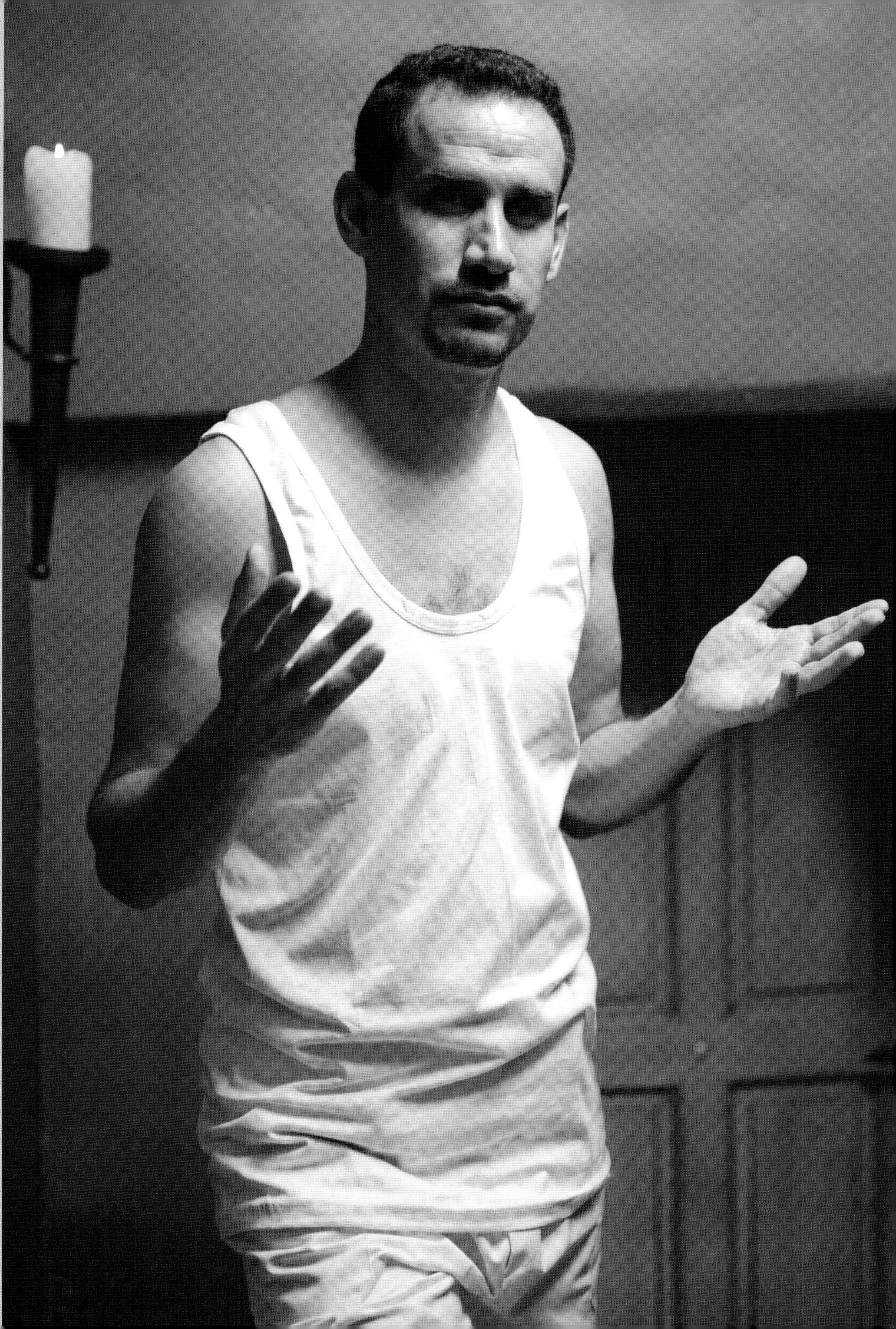

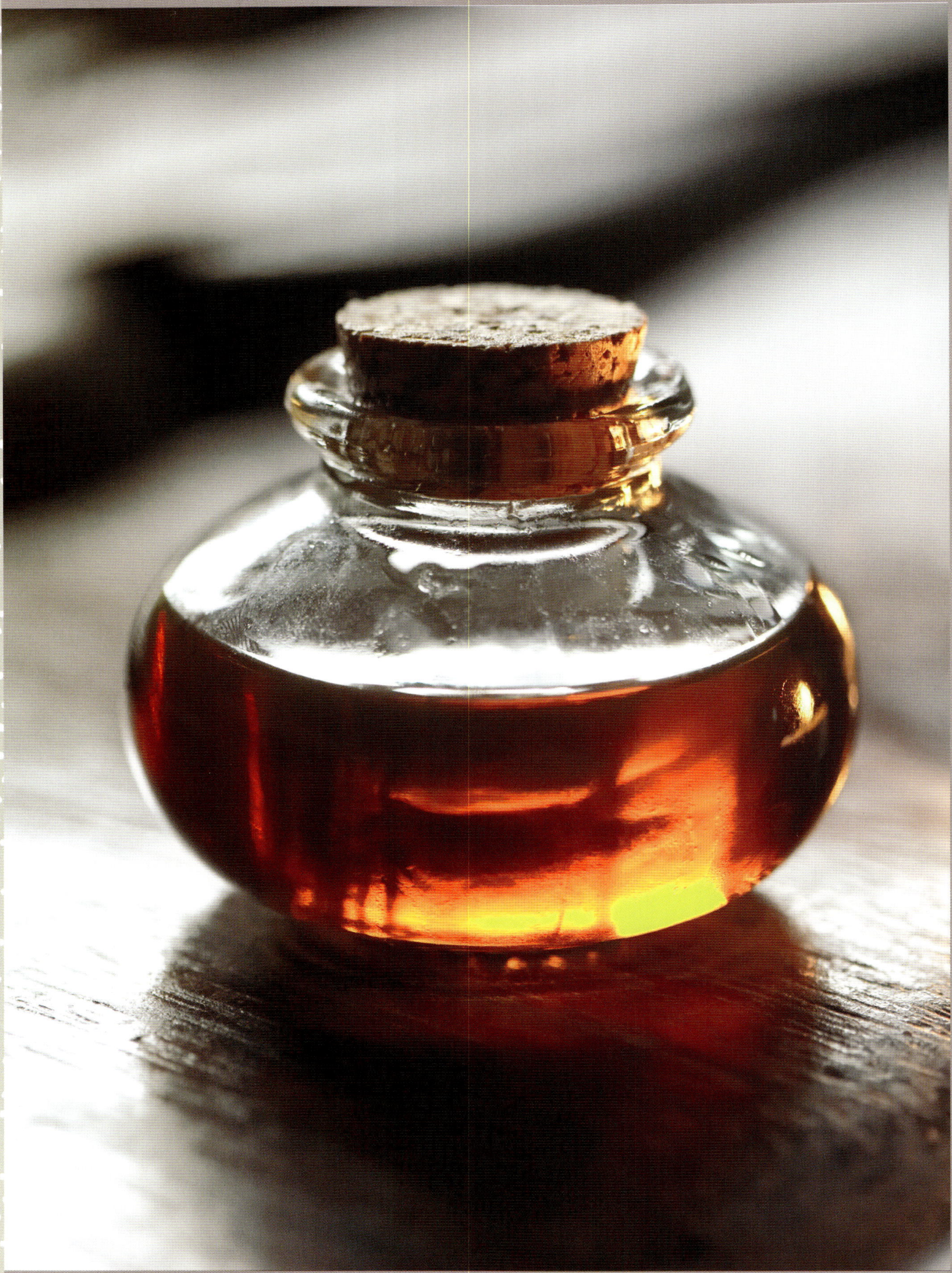

L'HUILE D'ARGAN

Un trésor aux mille facettes

Sa couleur s'apparente à celle du miel. Son goût évoque celui de la noisette. Son odeur ? Elle rappelle celle des amandes grillées. Et pourtant, l'huile d'argan est unique. Exclusivité du désert marocain, cet « or vert » s'inscrit depuis des millénaires dans tous les rituels culinaires, esthétiques et médicaux du pays. Révélés au monde occidental par le médecin égyptien Ibn al-Baytar dès le XIIIe siècle, les pouvoirs de l'huile d'argan sur l'organisme sont, en effet, exceptionnels. Particulièrement riche en acide gras essentiels, en vitamine E et en polyphénols, elle renforce comme aucune autre toutes les fonctions cellulaires. Dégusté dans les salades ou sur du pain pour régaler les papilles ou affiner la taille, appliqué sur la peau et les cheveux pour entretenir ou recouvrer leur splendeur, versé sur une plaie la guérir... : fort de ses innombrables vertus, ce précieux allié était bien sûr tout désigné pour accompagner et transcender les massages.

PETITES RECETTES SUR MESURE

Cocktail classique Que ce soit pour prodiguer un massage thérapeutique ou un modelage relaxant après un hammam, Abdou préfère utiliser une huile de sa composition. Pour obtenir 1 litre d'onguent, il mélange 10 % d'huile d'argan, 15 % d'huile d'olive et complète le reste avec de l'huile de sésame et de l'huile de germe de blé. Pour parfumer, il ajoute 15 gouttes d'huile essentielle. Ses préférées ? Le Géranium, la Lavande, la Fleur d'oranger et le Jasmin. En se laissant guider par la sensibilité de son odorat, le client n'a plus qu'à choisir la fragrance qui l'inspire le plus.

L'antidote des courbatures Pour avoir raison des douleurs musculaires, l'effet des manipulations est décuplé par une huile de massage adaptée. La recette ? Dans 50 ml d'huile d'argan, additionnez 9 gouttes d'huile essentielle de Genévrier, 7 de Lavande, 7 de Camomille et 5 de Cyprès. La combinaison de ces actifs a des vertus particulièrement décontractantes.

Contre le stress et la fatigue Tendu, vidé... Le corps a besoin d'un petit coup de pouce pour recouvrer toute son énergie. Pour l'y aider, une séance de massage accompagnée d'un onguent dynamisant s'impose. Dans 50 ml d'huile d'argan, ajoutez 10 gouttes d'huile essentielle de Bois de rose, 10 gouttes d'essence de Géranium, 5 gouttes de Lavande et 5 de Fleur d'oranger.

Parenthèse coquine Une soirée romantique en perspective ? N'hésitez pas à vous concocter une huile de massage un tantinet aphrodisiaque. A 50 ml d'huile d'argan, mélangez 10 gouttes d'huile essentielle d'Ylang-ylang, 10 gouttes de Bois de cèdre et 5 gouttes de Jasmin.

{VIVRE LE MASSAGE}

Un peu d'histoire

Dans l'univers de la minceur, le palper-rouler manuel est légendaire. Venue tout droit de l'Égypte ancienne, la méthode d'origine était pratiquée par les femmes en mal de sveltesse. Au service de leur silhouette, elles faisaient rouler pendant des heures sur leur peau des boules de coton fraîchement cueillies et imbibées d'un mélange d'huile de lin et de lait de coco. Cette gestuelle aux effets particulièrement drainants et hydratants a évolué au fil des siècles et s'est muée en une redoutable arme anticellulite. Les boules de coton ont disparu pour laisser place au seul pouvoir de la dextérité…

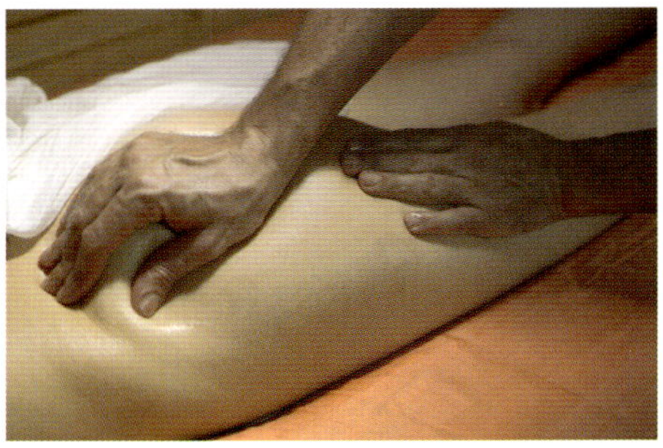

1

Pour avoir étudié l'anatomie humaine dans ses moindres détails, Abdou connaît le tracé musculaire sur le bout des doigts. Suivant un axe précis, il travaille, malaxe, écrase d'abord les muscles afin de les assouplir. Ainsi réchauffés et ramollis entre les mains expertes, les amas graisseux se décollent beaucoup plus facilement.

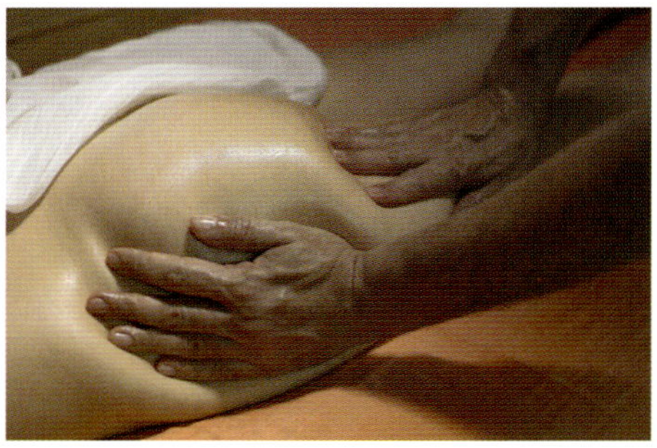

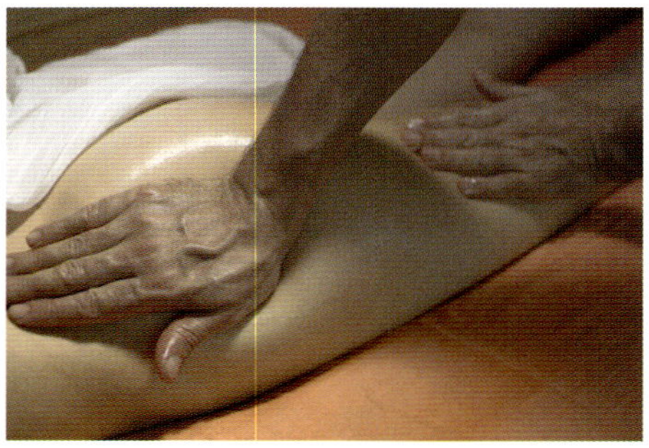

2

Seconde étape de la manœuvre : aller déloger la cellulite. Pour ce faire, le thérapeute attrape les rondeurs entre le pouce et les autres doigts et les fait rouler dans sa main comme s'il voulait aplatir le pli d'un tissu. Malgré toute la délicatesse dont il peut faire preuve, la manipulation peut s'avérer douloureuse si la cellulite est installée depuis longtemps, et donc profonde. Mais pour être mince, n'est-on pas prête à franchir des montagnes ?…

3

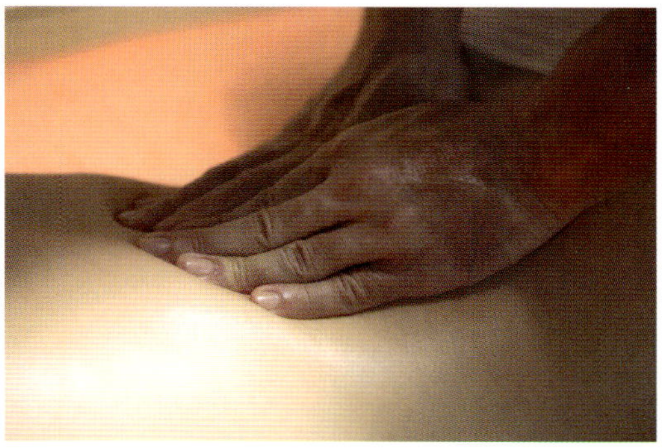

Sur le dos délicieusement huilé, les mains du praticien glissent harmonieusement du bas vers le haut. Rien n'arrête leur course salvatrice si ce n'est les points de tension. Là, habituées à délivrer les peines du bout des doigts, elles s'enfoncent dans la chair et œuvrent contre la douleur.

4

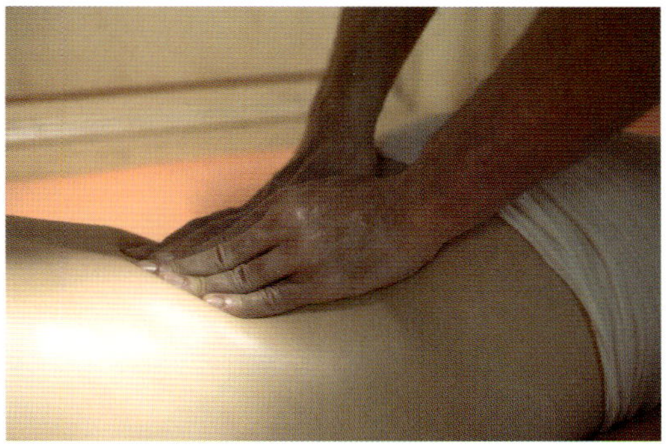

Comme munie d'une tête chercheuse, la pulpe des doigts parcourt les lombaires en quête des zones douloureuses. Signes intérieurs de tension ? Une dureté musculaire qui cristallise des habitudes de mauvaise posture du client.

5

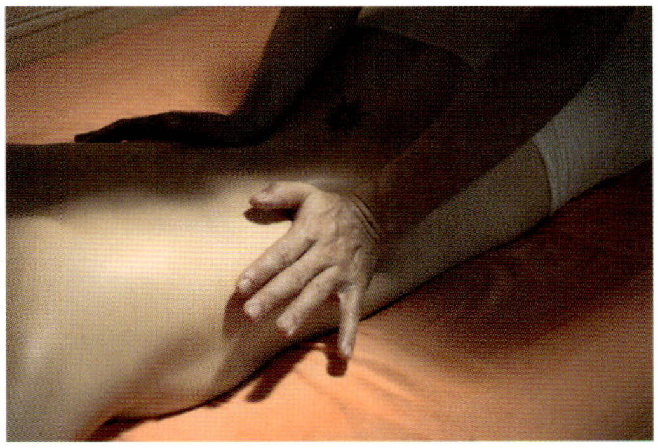

Les paumes bien à plat exécutent de bas en haut et en parfaite synchronisation de longs mouvements de glisse appuyée sur les flancs. L'effet est particulièrement relaxant.

{VIVRE LE MASSAGE}

1

Activés autour du nombril dans le sens des aiguilles d'une montre, les dix doigts s'unissent contre toutes sortes de problèmes, intestinaux ou pas. Parce que le mal ne se manifeste pas forcément à l'endroit où il se trouve, (autrement dit, on peut souffrir de ballonnements parce qu'un nerf s'est bloqué dans le dos), il est important de traiter tous les organes vitaux, même ceux qui, a priori, fonctionnent parfaitement.

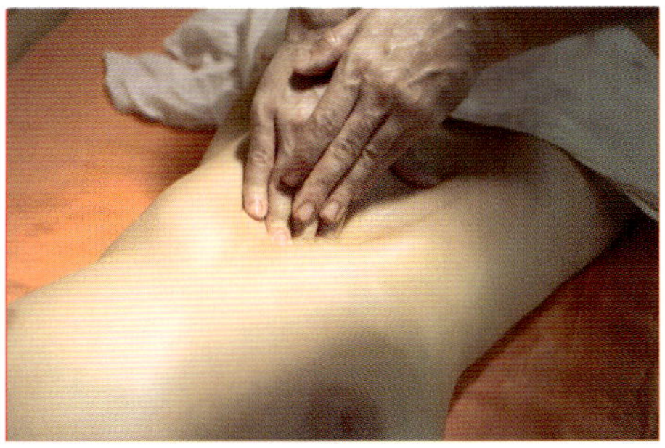

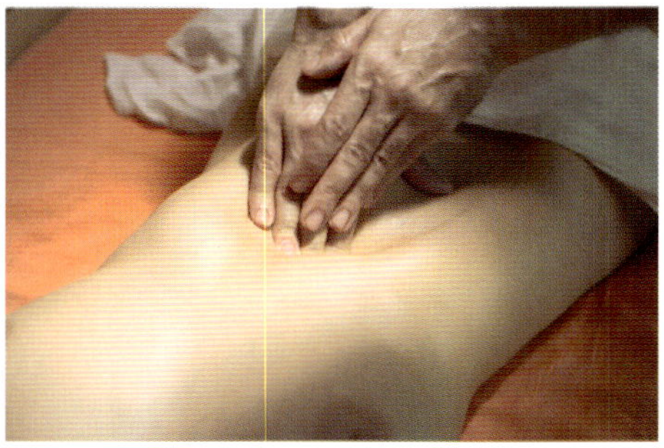

2

Si le ventre gargouille dès qu'on le touche, c'est qu'il est réceptif aux manipulations. Sous la pression des mains, les organes se meuvent pour retrouver leur place. Il est évident que seul un expert peut se livrer à ce genre d'exercice.

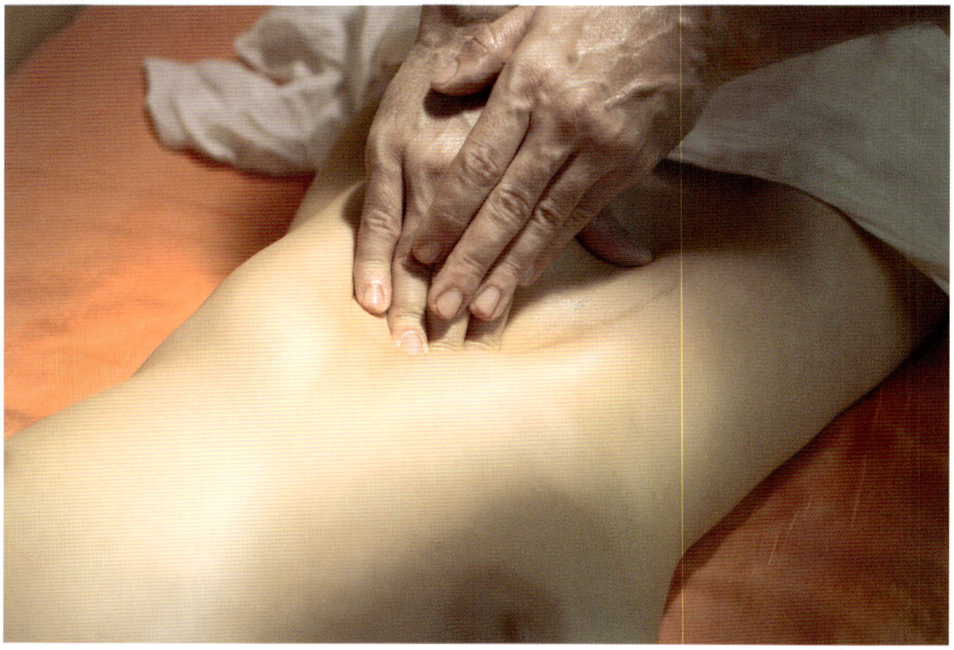

3

Siège de toutes les émotions, le plexus solaire – situé au niveau du sternum – mérite lui aussi un traitement particulier. En lui administrant des points de pression, on ouvre la cage thoracique, ce qui favorise la profondeur de la respiration et donc de la relaxation.

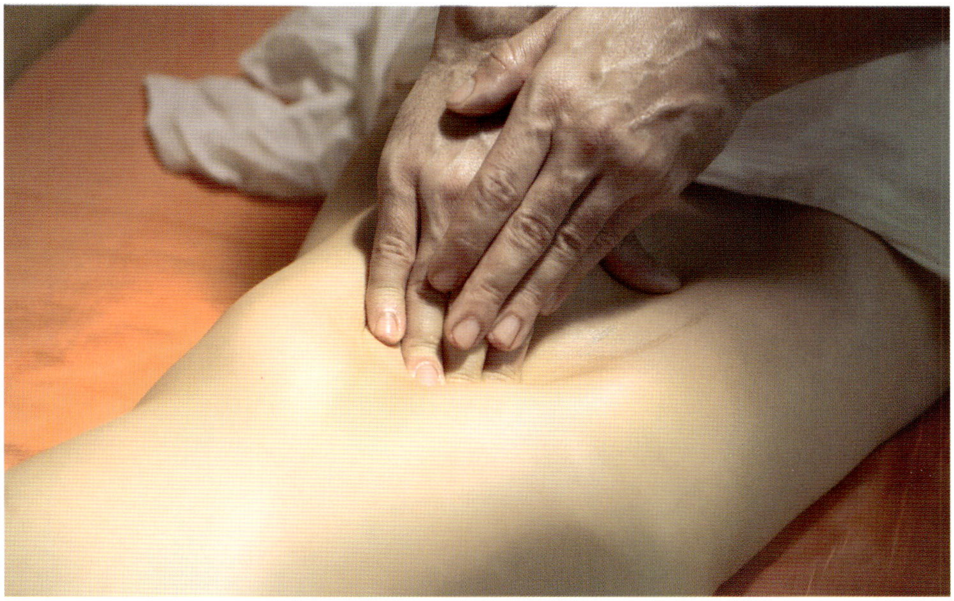

4

Qu'il soit prodigué sur un homme ou sur une femme, le massage marocain thérapeutique s'effectue de préférence avant un repas, la profondeur de certaines manipulations pouvant mettre en péril le processus de digestion.

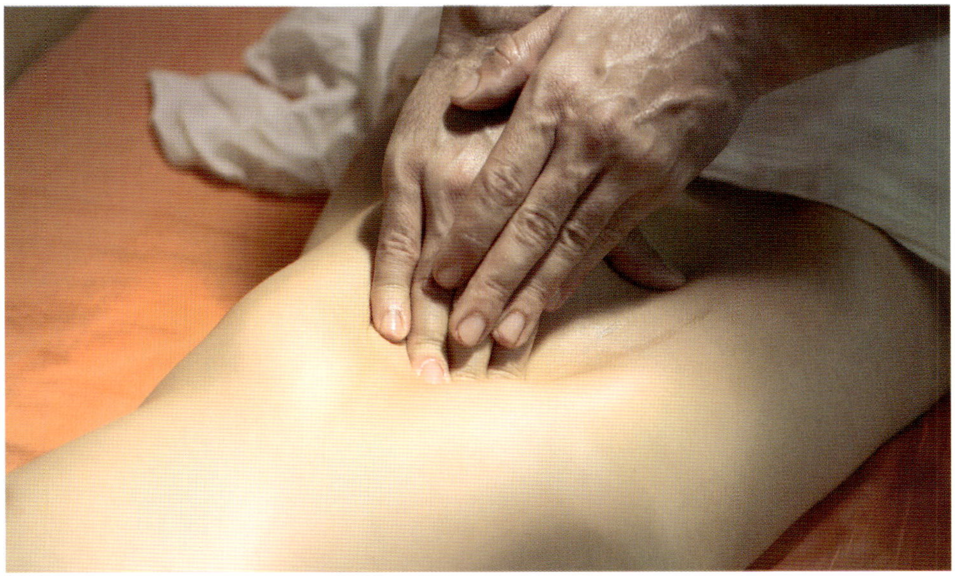

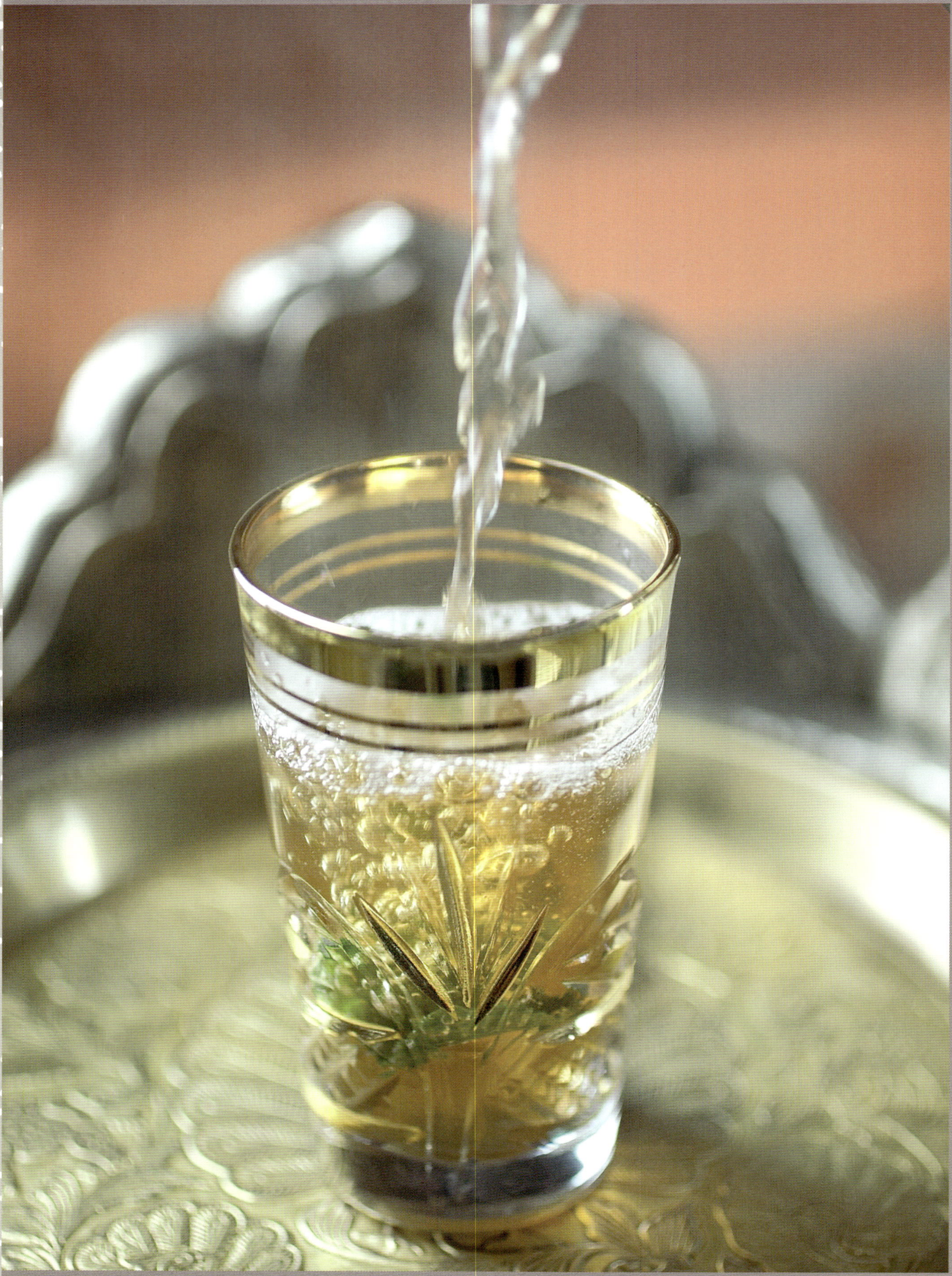

QUE LA PURETÉ SOIT...

Après l'exaltation du hammam et la vigueur du massage, place au repos et à la volupté...
Le corps, lavé de ses maux, se délecte à présent d'une merveilleuse sensation de légèreté. Encore sous l'emprise du souvenir des mains puissantes sur ses muscles endoloris, il s'abandonne, comme ivre, libre et serein. Paisible, il goûte au bonheur de se sentir à la fois purifié presque jusqu'aux os et détendu à l'extrême. Au plaisir du corps s'ajoute celui de l'esprit. Ou plus exactement, celui des sens. Du toucher à l'odorat en passant par le goût, tout est mis en œuvre pour plonger le corps et l'âme dans un bain d'infinie douceur. A commencer par le voile laissé par l'onguent de massage qui drape la peau et satine la finesse de son grain. L'odorat, quant à lui, titille le goût avec des effluves d'agrumes, de pâtisseries au miel et de thé à la menthe...
En effet, au royaume des papilles orientales, cet élixir désaltérant – bien que très sucré – couronne tous les rituels de convivialité. Derrière le cérémonial que réclame sa dégustation se cachent bien souvent de simples secrets de grands-mères, qui, de génération en génération, ont transmis oralement leur savoir-faire. Nul ne détient la recette absolue mais tous le préparent avec de la joie et de l'amour dans le cœur. Plus quelques ingrédients tels que : 1 cuillerée à soupe de thé vert de Chine, 1 botte de menthe fraîche, 1 cuillerée à café d'eau de fleur d'oranger et 2 cuillerées à soupe de sucre de canne.
Rafraîchissant et digestif grâce à la menthe, le thé marocain recèle d'autres trésors de bienfaits. Très riche en antioxydants, il draine les toxines libérées pendant le hammam et le massage et vient prêter main-forte à l'huile d'argan dans sa lutte contre le vieillissement cellulaire. Servie brûlante à tous moments de la journée, cette boisson fait des merveilles sur l'organisme et ajoute assurément sa pierre à l'édifice de l'extase...

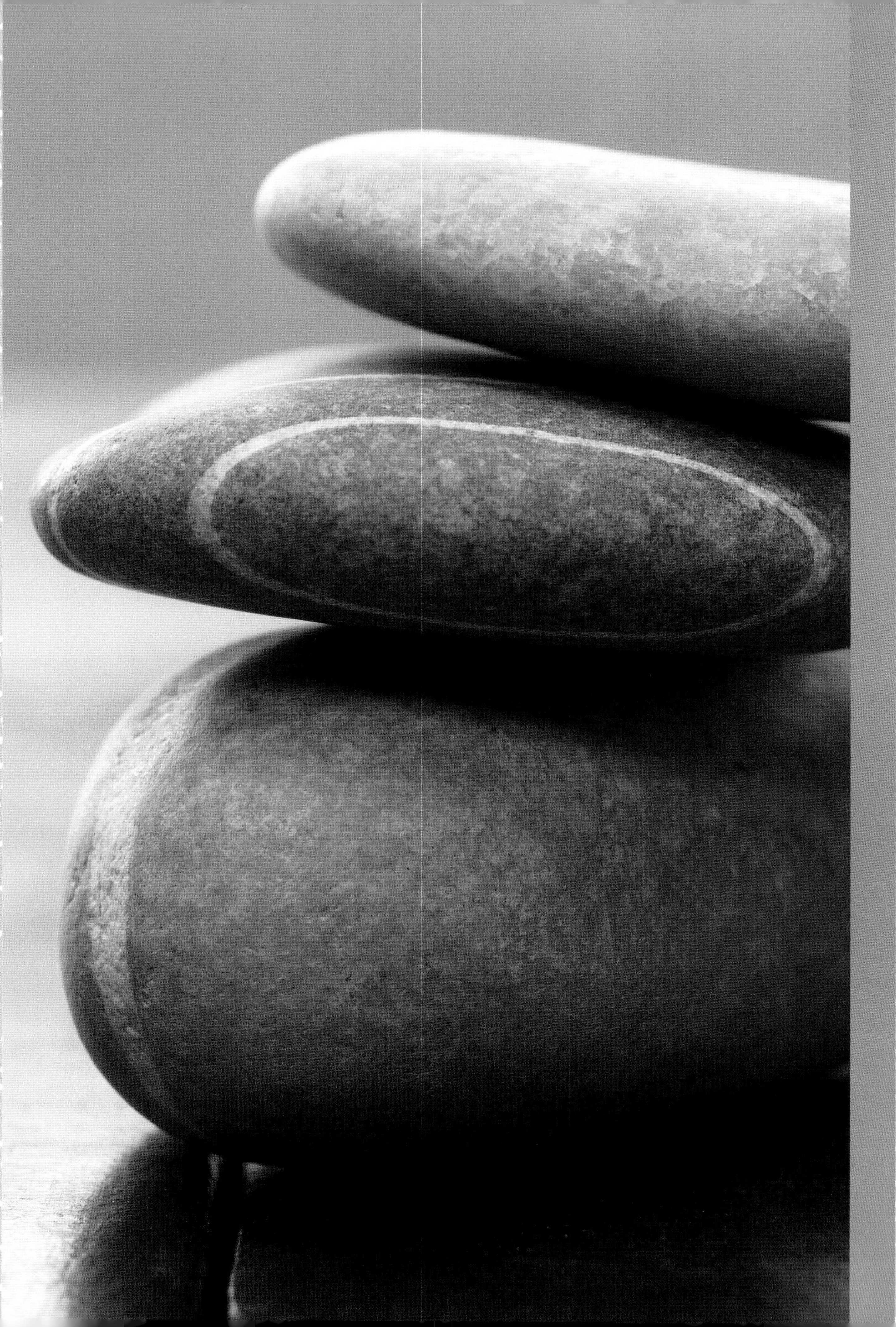

LA STONE THERAPY

Tout feu, tout calme…

Comme du sang qui circule dans les artères de la Terre, la lave en fusion symbolise pour les Amérindiens toute l'énergie de la nature. Crachée par des volcans en furie, puis caressée et polie dans le lit des rivières, cette sève minérale devient alors une pierre sacrée, mise au service de la santé des hommes.

A mi-chemin entre science et légende, on retrouve ainsi des pierres volcaniques dans bon nombre de rituels d'Amérique du Nord. A commencer par les saunas indiens où jeunes et vieux venaient se purifier le corps et l'âme. Si les hommes s'en servaient aussi pour détendre des muscles contractés, les femmes, elles, les frottaient sur le ventre pour soulager toutes sortes de douleurs.

Il faut attendre les années 1990 et l'Américaine Mary Hannigan pour que la « Stone Therapy » sorte de la confidentialité. En effet, souffrant terriblement d'une épaule, cette masseuse diplômée désespérait de trouver un remède à son mal. Pour se soulager, elle se rendait régulièrement dans des saunas car seule la chaleur parvenait à décrisper ses muscles. C'est là qu'un jour d'été 1993, pétrie de douleurs malgré la sudation, elle se met à prier. Son appel au secours est entendu par l'esprit d'un chaman. La voix de ce dernier retentit dans le sauna et l'invite à passer les pierres chaudes sur son épaule. Mary obéit. Son mal s'évanouit. Réalité ou hallucination ? Nul ne le saura jamais. Toujours est-il que le massage aux pierres chaudes, tel que nous le connaissons désormais, est né ce jour-là. Une chorégraphie bienfaitrice élaborée par Miss Hannigan, où, suivant un protocole précis, des galets de basalte glissent en cadence sur les corps endoloris, les détendent, les purifient et les délivrent de leur peine.

{Son intention}

Qu'ils soient seulement posés ou glissés sur le corps, ces précieux galets volcaniques accomplissent de nombreux miracles. A commencer par l'irrigation des chakras. En effet, chargés de flux géomagnétiques, ils diffusent leur énergie par simple contact sur la peau. Autre atout, leur forme ronde et lisse. Elle facilite la préhension et permet au praticien un geste précis et profond d'assouplissement musculaire. Enfin, leur aptitude à conserver longtemps la chaleur : cette propriété permet d'atteindre le troisième objectif du massage. A savoir : détoxifier les tissus en stimulant la microcirculation.

Thibaut Marlin

Portrait de maître

Thibaut Marlin a tout d'un ange tombé du ciel. Un séraphin aux mains d'or, doté de pouvoirs bienfaiteurs… Né sur Terre il y a un peu plus de trente ans, le jeune homme hérite de sa mère des origines ukrainiennes et un goût certain pour la danse. « C'est ça qui m'a rendu sensible au corps », confie-t-il. En cherchant à parfaire sa voix, il commence à pratiquer la technique Alexander (exercices de postures) et le yoga. Le Conservatoire à peine achevé, Thibaut entame des études d'ostéopathie douce (la fasciathérapie) et commence à masser pour gagner sa vie. Il a alors vingt-trois ans. Perfectionniste, le jeune thérapeute étudie le shiatsu pendant trois ans, puis se forme aux massages thaïlandais et à la réflexologie. Son cursus intéresse alors l'institut Lancôme qui l'embauche en 1999 comme expert en massages. Là, fort de sa rencontre avec Mary Hannigan quatre ans plus tôt, il est le premier à prodiguer en France des massages aux pierres chaudes…

{Ses leçons de vie}

1 – Pour avoir conscience de ses racines, prendre place dans la vie, il est important d'aller une fois par jour dans un jardin pour bien sentir la terre sous ses pieds.

2 – L'équilibre physique et spirituel peut passer par une expression de soi à travers un art.
Si on n'en pratique aucun, il faut rire quotidiennement. Lorsqu'on rit, le diaphragme s'ouvre et facilite la respiration. On produit alors des endorphines, ces précieuses hormones du bien-être.

3 – Mon école, c'est le Tantra. Cette discipline aide à concilier les contraires, à accepter la réalité telle qu'elle est.

4 – Le plus important, c'est d'arriver à apprécier quelque chose qui est gratuit comme respirer, les relations avec les gens, s'exprimer par l'art, laisser le goût d'une chose simple se propager à travers le corps.

5 – Il faut essayer de vivre pleinement en étant détaché de toutes les contraintes matérielles. Ce qui est plus important, c'est d'apprendre à apprécier une vie qu'on a toujours peur de perdre. Pour ce faire, on doit s'ouvrir aux autres, apprendre à ne plus polluer son corps par ses angoisses.

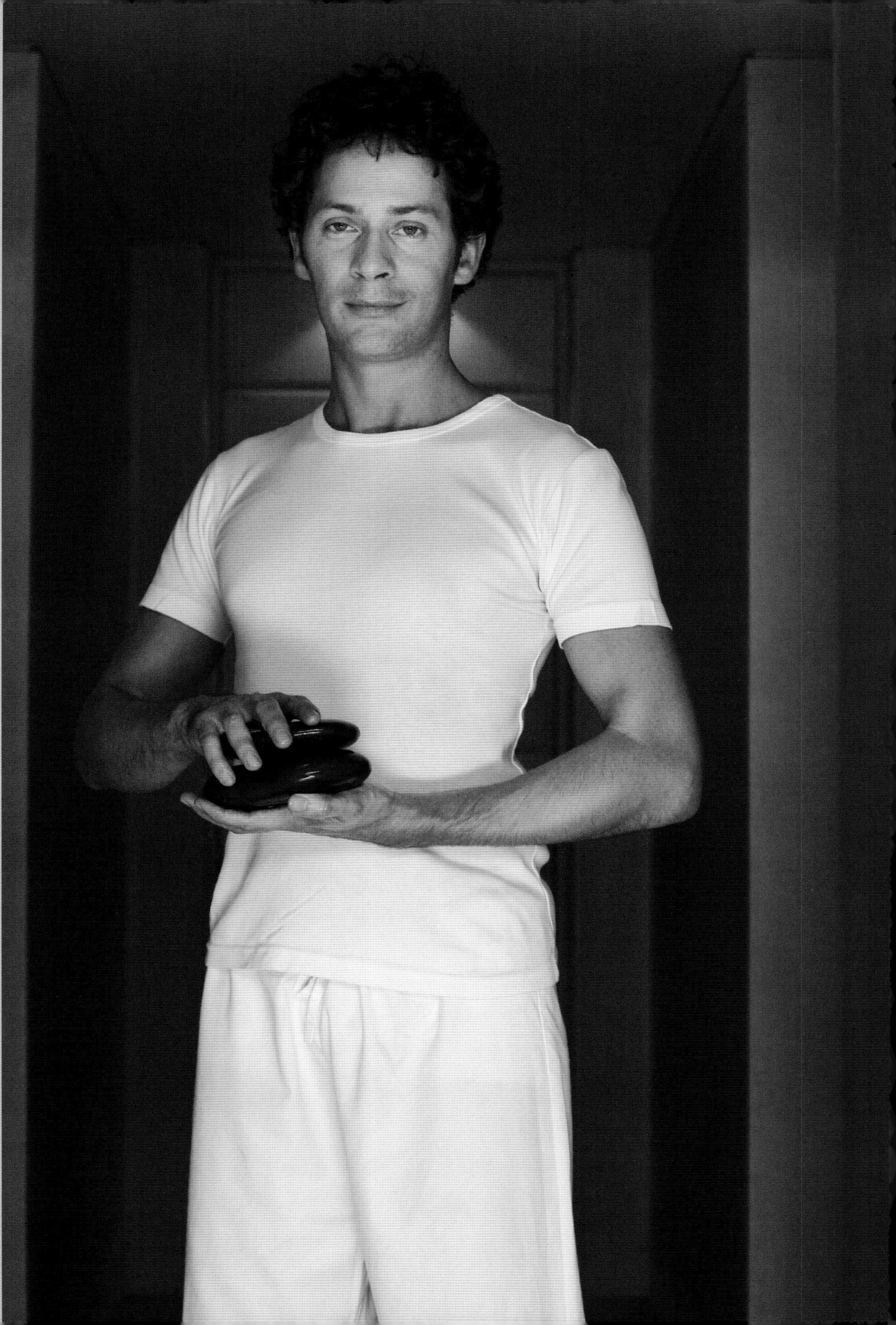

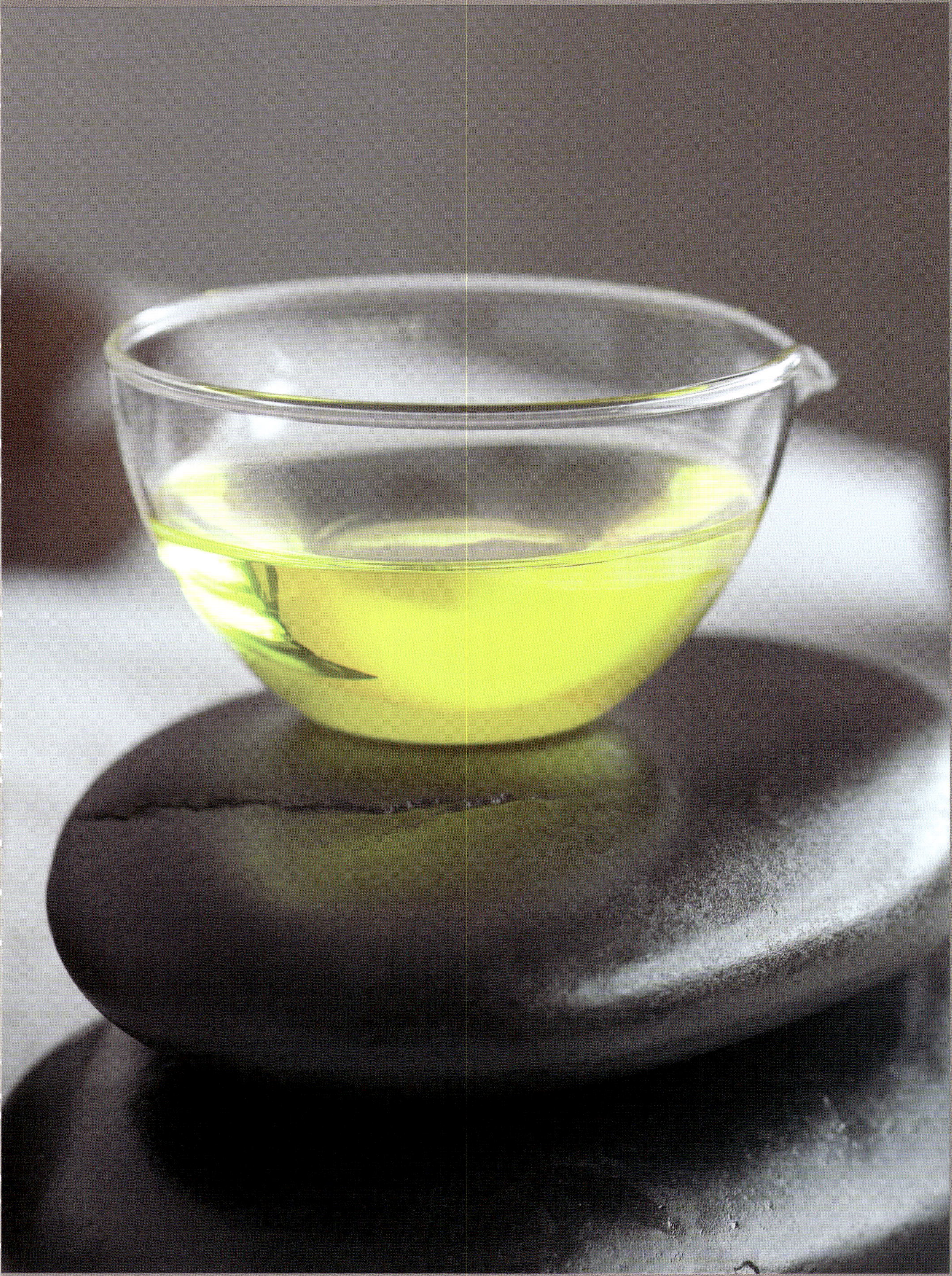

L'UNION SACRÉE

Les galets et l'onguent de massage

Les pierres vibrent comme les corps que l'on masse ou les mélodies que l'on chante. Leur diapason doit faire écho à celui du stone thérapeute. En quête de l'accord parfait, ce dernier doit chercher ses pierres dans la nature. Pour les choisir, il doit les toucher, sentir leurs ondes, les tenir bien en main. Qu'ils soient de basalte ou pas, les galets seront parfaitement lisses pour glisser harmonieusement sur la peau. Pour faciliter le mouvement, le corps est généreusement enduit d'huile d'amande douce, de jojoba ou de sésame, connues pour être particulièrement nourrissantes et détoxifiantes. Pour encourager le lâcher-prise du client, on peut ajouter à l'onguent une goutte d'huile essentielle d'Eucalyptus.
Une fois le massage terminé, ne reste plus au thérapeute qu'à re-énergiser ses pierres. Une mission qu'il remplit en les disposant sur du sel de la mer Morte. Le soir, après chaque journée de soin, il faudra laver les galets, les désinfecter et les disposer en mandala pour permettre à l'énergie de circuler.

Pour donner le ton de la déconnexion à la séance, Thibaut procède à une « mise en chaleur » globale du corps. Afin d'ouvrir tous les points énergétiques de la personne et optimiser au maximum sa réceptivité, des galets grands comme la paume sont disposés le long de la colonne vertébrale, autrement dit sur les chakras, dans les mains et sur la plante des pieds. Ainsi immergés dans un bain de douceur, le corps et l'esprit ne peuvent que s'abandonner.

{VIVRE LE MASSAGE}

1

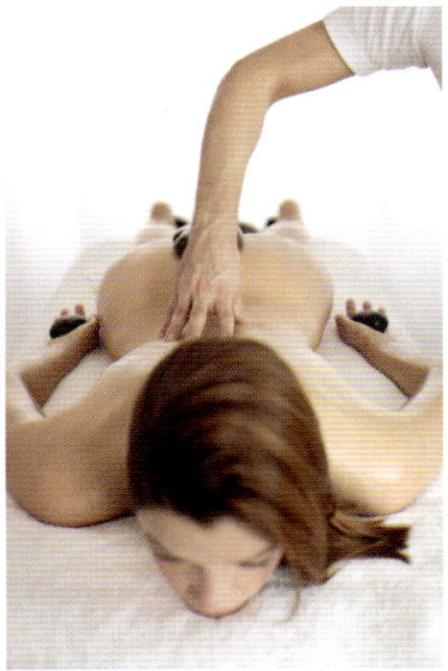

Pour délivrer les muscles de leurs tensions, le geste doit être précis. En appuyant fermement puis en faisant glisser de bas en haut, le long de la colonne vertébrale, la pulpe des doigts sur des « nœuds », les tissus dorsaux se décontractent progressivement.

2

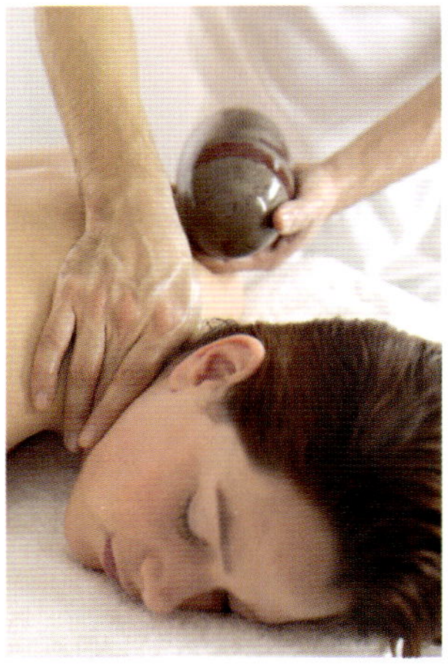

Le cou est particulièrement sensible au stress et aux mauvaises positions. Point névralgique de bien des maux, cette zone mérite donc qu'on s'y attarde. Huilées, les cervicales sont malaxées entre le pouce et les doigts jusqu'à ce qu'elles se relâchent complètement.

3

Utiliser ici une grosse pierre de forme cylindrique permet un petit effet de « rouleau compresseur » sur les lombaires. En partant des fesses, il faut rouler délicatement le caillou en dessinant un triangle sur le dos. Montez le long de la colonne jusqu'à une épaule, passez sur l'autre puis redescendez en suivant le même tracé.

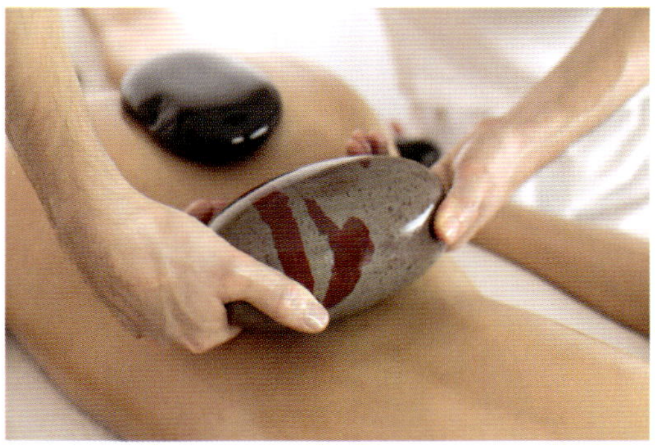

4

Les pieds sont l'équilibre du corps puisque c'est sur eux que repose tout le poids de la vie, au sens propre comme au figuré. Pratiquer des points de pressions sur la voûte plantaire, conformément à la cartographie des zones de réflexologie, c'est agir sur les sept mille deux cents terminaisons nerveuses de l'individu. Sur des endroits charnus comme le talon, mieux il faut que la pression soit puissante pour atteindre son but. La pierre intervient alors comme l'accessoire idéal pour imprimer des mouvements rotatifs au milieu du talon. Un point qui correspond à la colonne vertébrale et à la moelle épinière.

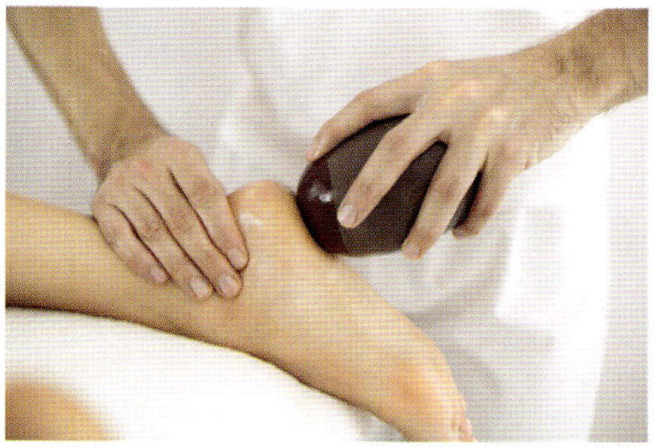

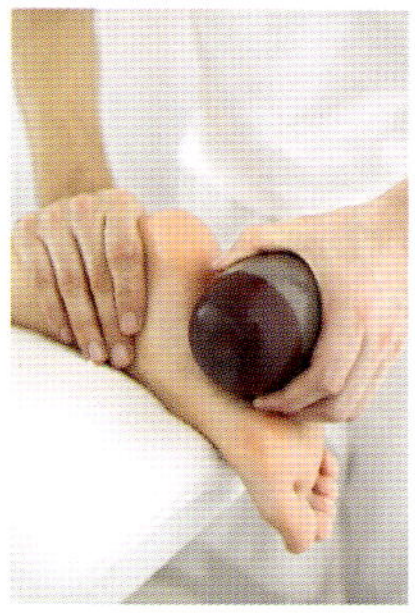

Née en Chine il y a un peu plus de cinq mille ans, la réflexologie plantaire est une vraie carte aux trésors pour celui qui sait la décrypter. En effet, fondée sur les rapports entre les régions du corps et leurs zones réflexes, cette thérapie permet de soulager la plupart des maux par simple pression. En balayant toute la plante des pieds avec la pierre, on obtient alors un bien-être général et immédiat.

5

C'est au milieu du mollet que se trouve le méridien de la vessie. Couplé avec celui des reins, tous deux équilibrent le yin et le yang intérieur et extérieur. En effleurant cette zone avec le bord de la pierre du bas vers le haut, on peut agir sur des douleurs dorsales et des petits problèmes rénaux.

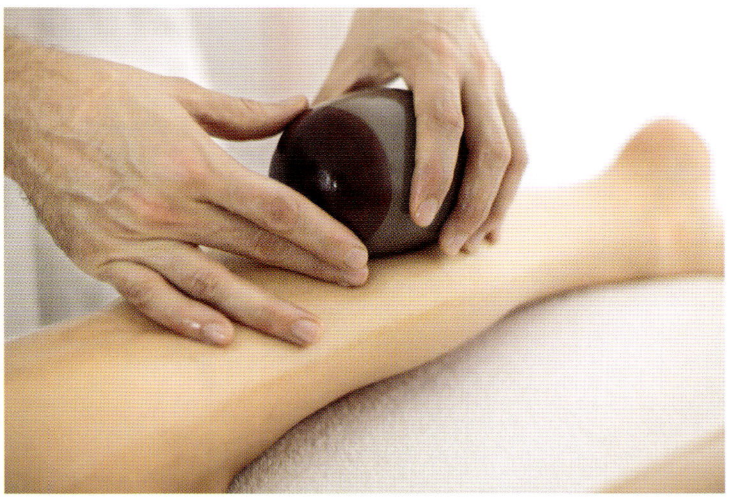

{VIVRE LE MASSAGE}

1

Au début de la séance, une petite pierre chaude est posée au milieu du front et y restera jusqu'à la fin. Elle est destinée à stimuler le chakra du Troisième Œil, celui de l'intuition et de la clarté mentale. Pour optimiser la détente, vous pouvez verser sur la pierre 1 goutte d'huile essentielle d'Eucalyptus.

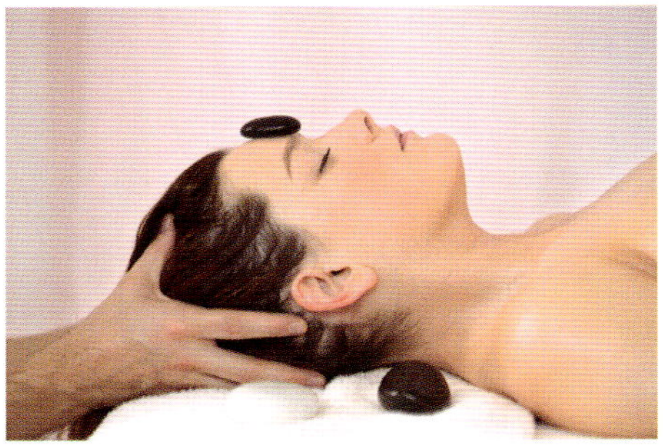

2

Sur le visage enduit d'huile, prenez deux pierres de taille moyenne et effleurez légèrement les joues jusqu'aux tempes. Appuyez brièvement les pierres sur le sommet des tempes et revenez en arrière. Recommencez les mêmes mouvements trois fois.

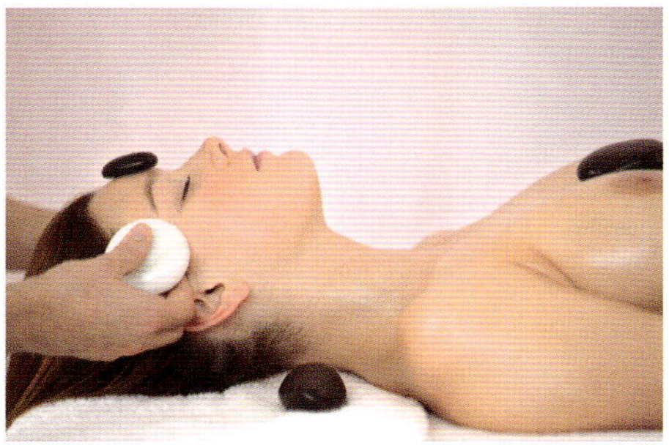

3

Après la dureté de la pierre, la fermeté des mains vient parfaire la détente. Pris en sandwich entre les paumes, le crâne profite d'un massage global car les doigts frottent légèrement le cuir chevelu.

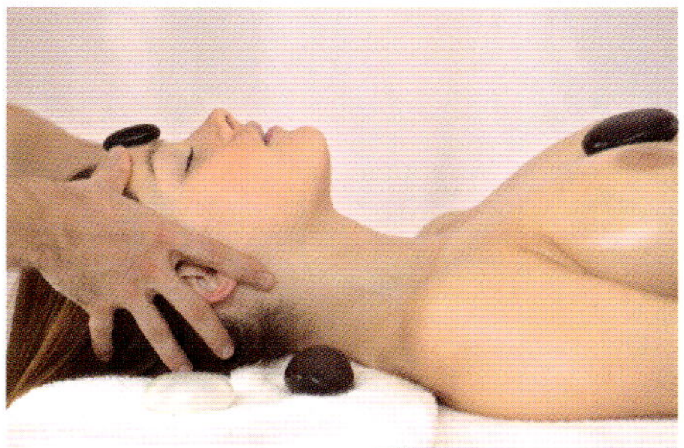

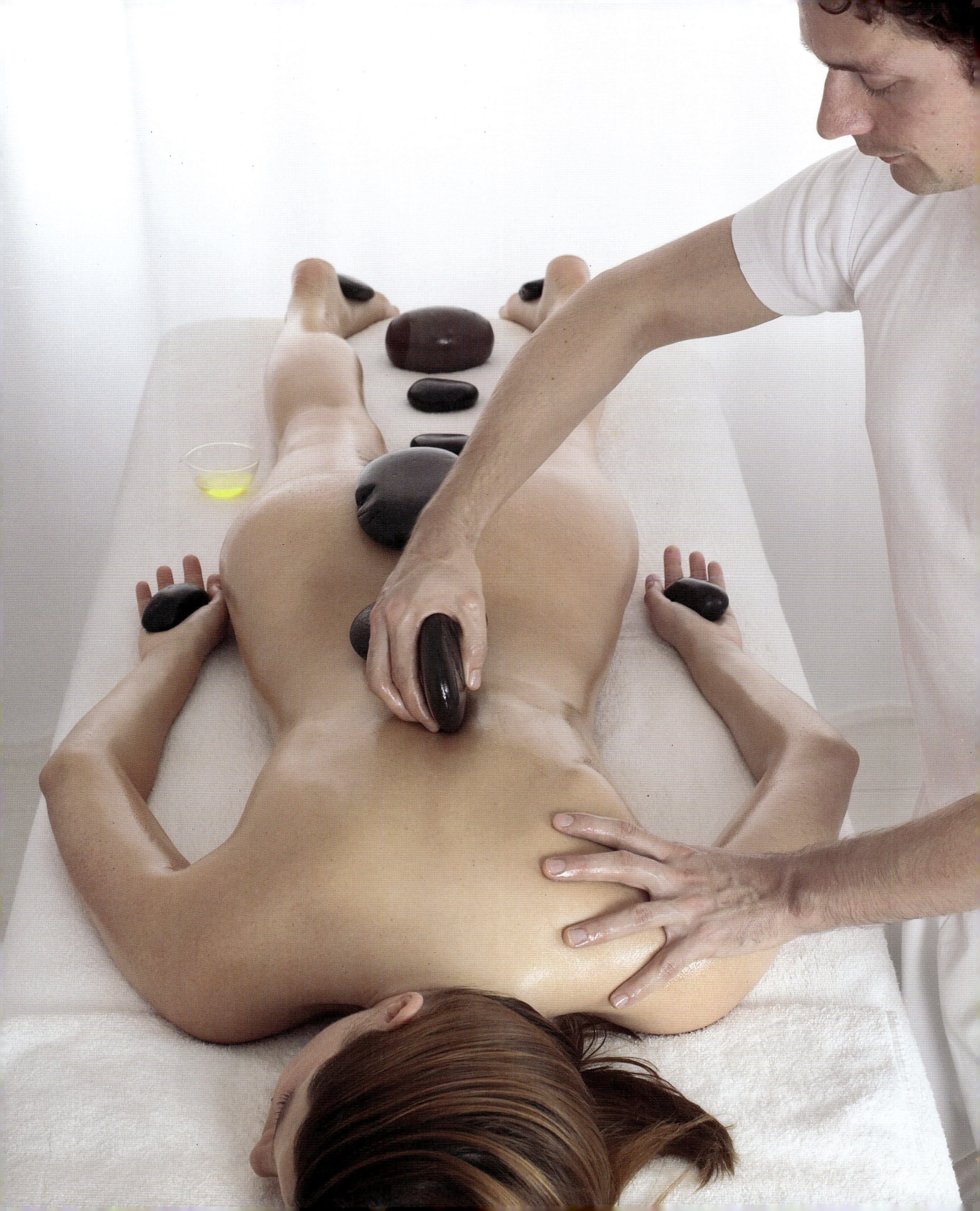

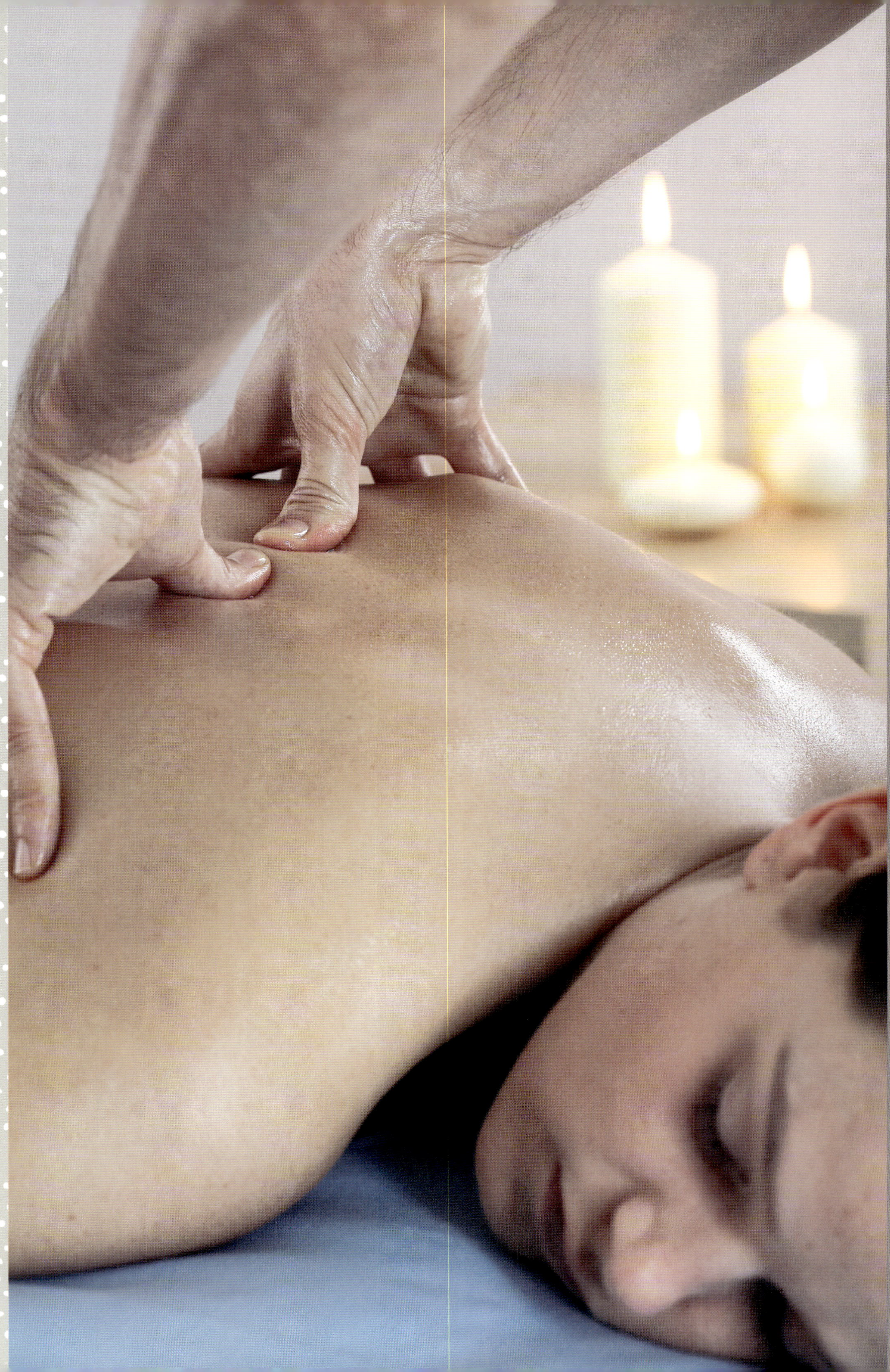

LE MASSAGE SUEDOIS

Le berceau des temps modernes

Convaincue que la chair ne fait que répondre à l'appel du Diable, l'Église du Moyen Age juge bon de la barder d'interdits. Au risque de brûler en Enfer, plus personne n'ose alors laver, embellir ou toucher ce corps défendu. Le massage disparaît ainsi des mœurs et l'Europe oublie jusqu'à son existence.

Il faut attendre le début du XIXe siècle et l'apparition de Pehr Henrik Ling dans l'univers sportif et médical pour ressusciter cette thérapie. Né en Suède en 1776, ce champion d'escrime et de gymnastique se passionne pour tout ce qui est lié au soulagement du corps. Souffrant lui-même de violents rhumatismes, il pratique et prône l'exercice physique au point d'élaborer sa propre méthode sportive – appelée svenska gymnastikens – et d'ouvrir en 1814 la première école de gymnastique à Stockholm pour l'y enseigner. Pour mettre au point son programme de remise en forme, Ling s'est appuyé sur ses connaissances en physiologie et en anatomie et surtout sur ses études des techniques de massage ancestrales prodiguées sous l'Antiquité par les médecins gymnastes gréco-romains. Remis ainsi au goût du jour, le massage dit « suédois » a influencé le monde de la kinésithérapie et est aujourd'hui le plus couramment pratiqué en Europe.

{Son intention}

Le but du massage suédois est de provoquer dans le corps les mêmes effets qu'une séance de gymnastique. Aussi dynamique que diversifiée, la méthode met en scène cinq gestuelles différentes : effleurage, pétrissage, frictions, percussions et vibrations, toutes exécutées selon un protocole précis. Leur action combinée permet d'atténuer les tensions musculaires, de raffermir les tissus, d'assouplir les articulations et de solliciter le système lymphatique pour éliminer les toxines. Pratiqué à même la peau ointe, ce massage vigoureux garantit en trente minutes une véritable remise en forme physique et morale !

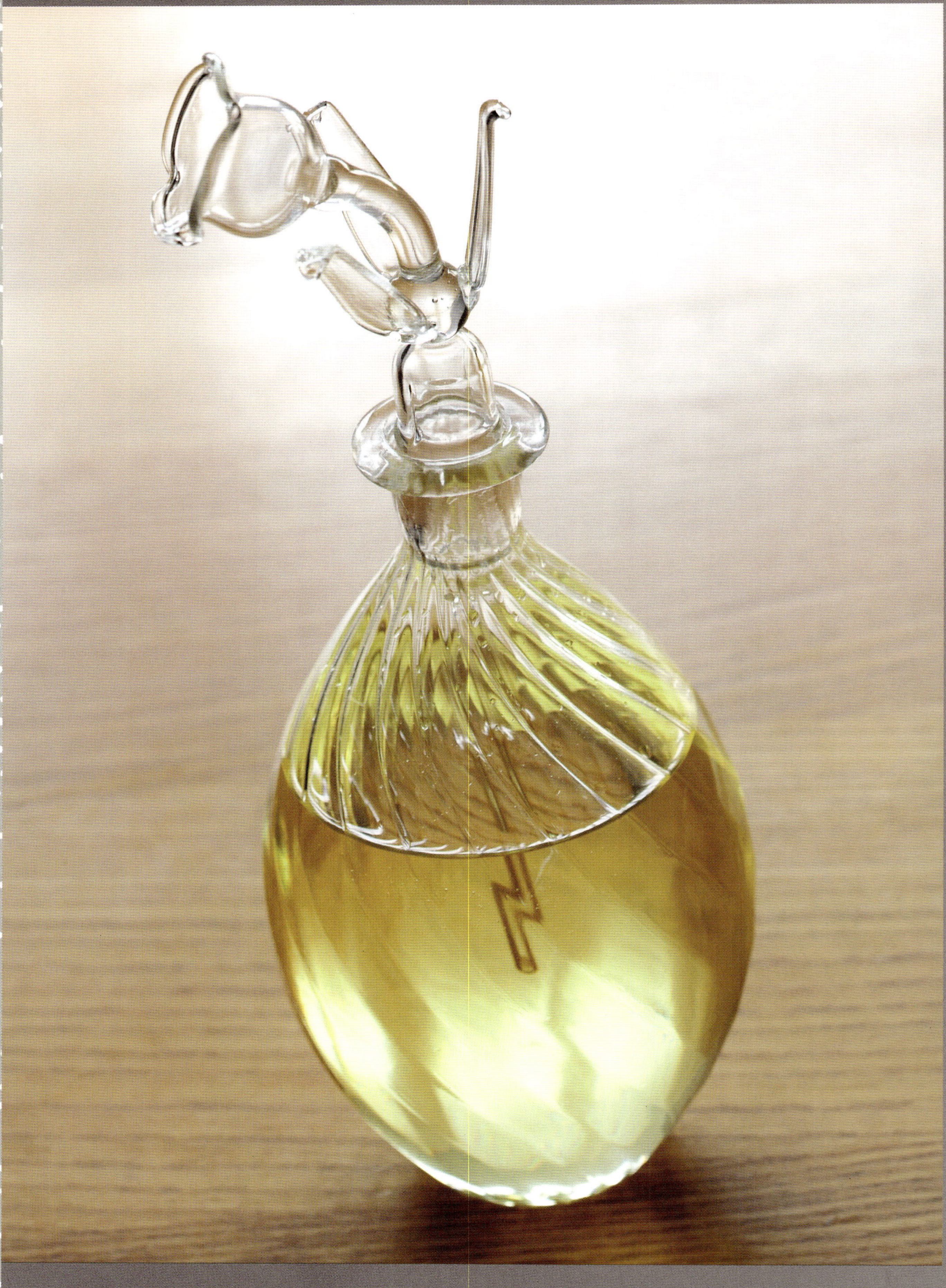

LES HUILES AUX TRÉSORS

Véritable feu d'artifice sensoriel, le massage sollicite tous les sens et met en scène bon nombre d'émotions. Pour accompagner le corps dans ce voyage holistique, les onguents s'harmonisent, s'adaptent aux besoins et aux envies de chacun. Quels que soient les végétaux dont elles sont issues, les huiles – naturelles ou aromatisées – ne se contentent pas de faciliter les mouvements ou de procurer des frissons olfactifs. Riche en vitamines, en minéraux et en oligo-éléments, leur texture pénètre dans l'épiderme et cède à nos cellules toutes leurs richesses. A chaque huile, ses spécificités. Pour les massages, celles qui sont le plus souvent utilisées sont :

– l'huile d'amande douce, parfaite pour les épidermes délicats ;
– l'huile de germe de blé, très hydratante et revitalisante ;
– l'huile de pépins de raisin, idéale sur les peaux grasses ;
– l'huile de jojoba ou d'avocat, particulièrement grasse et destinée aux peaux très sèches.

Pour profiter de tous les bienfaits de ces précieuses alliées, préférez-les d'origine biologique et pressées à froid afin de conserver intacts leurs atouts. Ne vous reste plus qu'à en profiter telles quelles ou à y ajouter des huiles essentielles pour décupler leurs effets.

Pour rejoindre Morphée

Il n'est pas toujours facile de dormir d'un sommeil profond et réparateur. Pour vous aider à glisser au pays des rêves, offrez-vous un massage agrémenté de la composition suivante. Dans 50 ml d'huile de base, mélangez 9 gouttes d'huile essentielle de Néroli, 9 de Lavande et 5 de Camomille.

L'élixir coup de fouet

Envie d'une parenthèse revigorante ? Optez pour une recette rafraîchissante et tonique. A 50 ml d'huile de base, ajoutez 12 gouttes d'huile essentielle de Romarin, 9 de Bergamote et 4 de Géranium. Utilisé dans le massage, ce cocktail d'essences végétales à raison des états de fatigue physiques et moraux.

Après le sport, le réconfort

Préconisé sur les sportifs, le massage suédois trouve une huile de massage toute désignée pour effacer les courbatures. Dans 50 ml de votre huile de base, mélangez 9 gouttes d'huile essentielle de Genévrier, 7 de Lavande, 7 de Camomille et 5 de Cyprès.

Parenthèse minceur

Très efficaces dans la lutte anti-rondeurs, les massages voient leurs effets décuplés grâce à des préparations d'huile enrichies d'actifs spécifiques. Si vos préférences se portent vers les fragrances fruitées plutôt qu'épicées, préparez 60 ml d'huile de noyau d'abricot, 40 ml d'huile de jojoba, 15 gouttes d'huile essentielle d'Orange, 10 de Citron, 10 de Limette, 8 de Genièvre et 7 de Romarin. Évitez d'utiliser votre préparation après un bain.

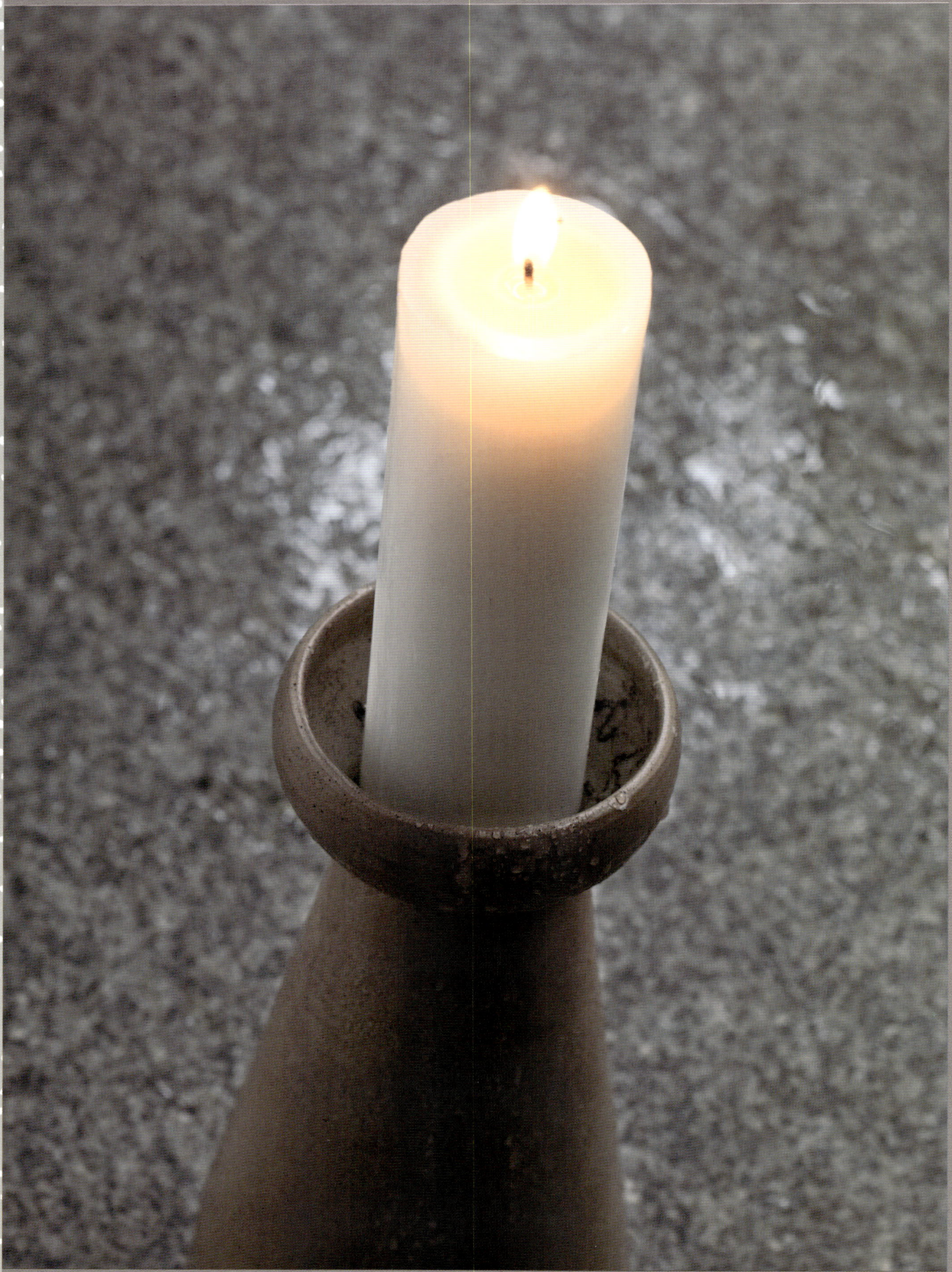

¿ENTREZ DANS LA LUMIÈRE...

La réussite d'un massage ne dépend pas que du talent du praticien. Tout doit être mis en œuvre pour que le voyage sensoriel qu'il offre conduise à l'extase. Ainsi, au même titre que la musique et les fragrances qui habitent la pièce pendant la séance, l'éclairage contribue à la déconnexion. Capable d'envoyer au cerveau des messages d'éveil ou de somnolence selon son intensité, la lumière tamisée garantit la mise au repos de l'esprit et permet à la personne massée de se concentrer uniquement sur le plaisir et le ressenti du toucher. Au palmarès des meilleures lumières d'ambiance, on trouve bien sûr celle qui traverse sensuellement une étole de soie posée sur un abat-jour. Mais la première place revient incontestablement aux bougies. Chaude, apaisante, intime, la lueur s'en échappe et danse dans l'imaginaire comme la flamme qui la consume. Posées çà et là dans la salle de massage, les bougies créent une atmosphère par leur seule présence. Pour ajouter une touche à leur effet enivrant, choisissez-les de préférence parfumées. Au choix dans les parfums aux vertus spécifiquement relaxantes, vous trouverez le géranium, le genièvre, la lavande, l'orange, le bois de santal, le vétiver et l'ylang-ylang.

{VIVRE LE MASSAGE}

1

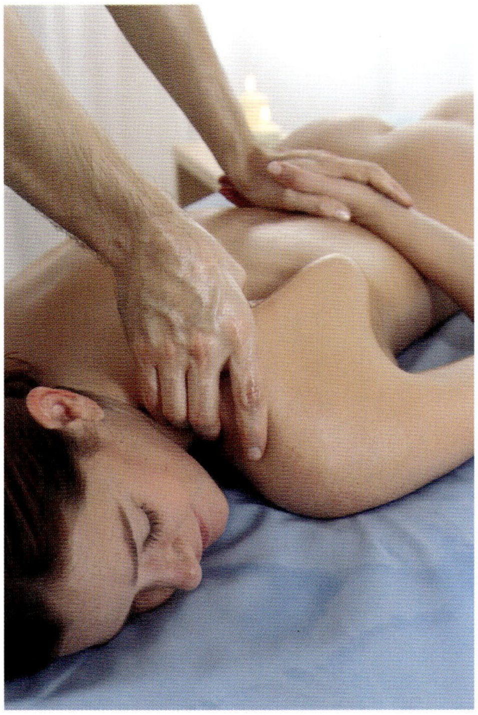

Découvrir le corps du bout des doigts. Cibler les zones de tensions pour mieux les travailler ensuite. Apprivoiser la confiance du client pour qu'il s'abandonne. Telle est la mission de cette première étape : l'effleurage. Le thérapeute commence en haut de la colonne vertébrale, au-dessus du cou et glisse lentement jusqu'à l'épine dorsale. La pression est profonde et effectuée avec la pulpe des doigts qui, sur leur passage, stimulent la circulation du sang.

2

Après avoir bien appréhendé les tensions musculaires avec les effleurages, le thérapeute entame la seconde étape du massage. A savoir les pétrissages. Cette gestuelle est prodiguée pour relaxer davantage et « chauffer » les muscles en vue d'un travail plus profond. Elle est composée de mouvements de malaxages, compressions, roulements et pressions. Son but est d'améliorer la microcirculation et éliminer les toxines des tissus nerveux et musculaires.

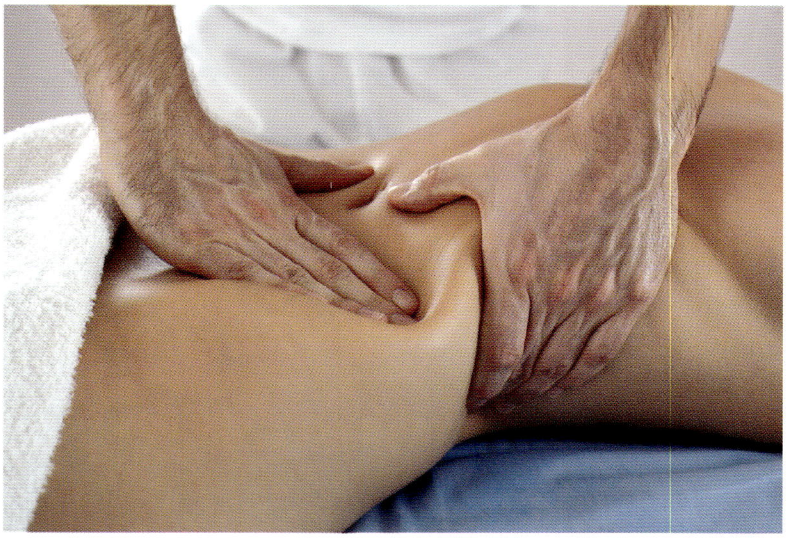

3

La partie la plus intense du massage est celle que l'on appelle « friction ». Elle consiste à presser les paumes, les pouces, le bout des doigts et les coudes sur les tissus musculaires près des zones osseuses. Travailler le haut de la fesse permet d'agir sur les hanches et soulager la zone des reins, souvent douloureuse lorsqu'on porte des talons ou qu'on adopte des mauvaises postures lorsqu'on est longtemps assis ou debout.

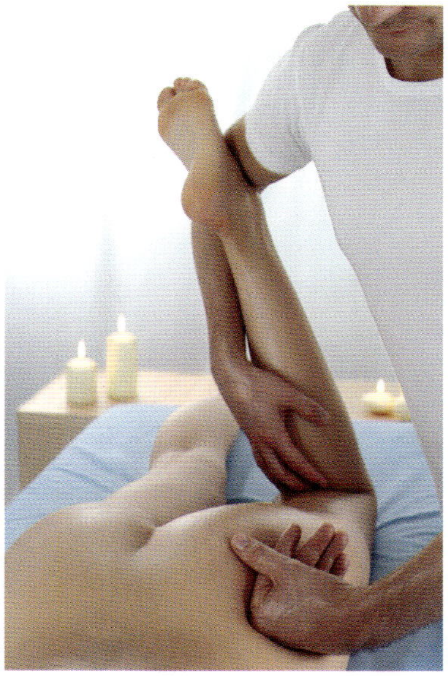

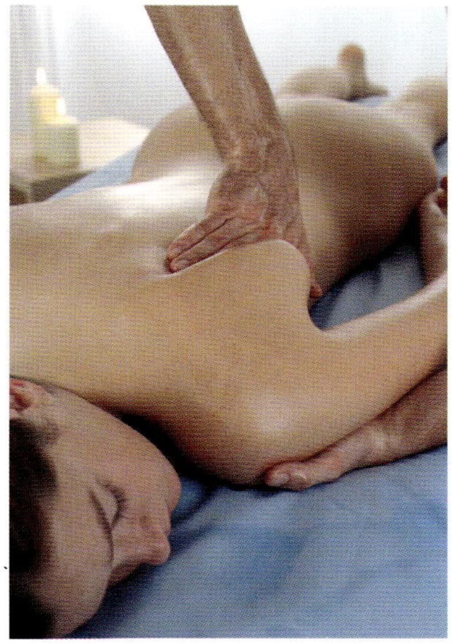

4

Les points de déclenchement – appelés aussi « points de gâchette » – sont localisés dans des bandes musculaires serrées. Ils sont sensibles à la pression et, lorsqu'ils sont comprimés par un mouvement, peuvent provoquer une douleur dans une autre partie du corps. Ces points se situent généralement entre les épaules et dans le cou. La friction effectuée ici par la technique suédoise permet de travailler précisément le point de déclenchement et de soulager rapidement toute la zone endolorie.
Pour réussir le mouvement, le bras de la personne massée doit être plié et maintenu sur son dos. Le praticien peut alors glisser sa main, de la colonne vertébrale vers l'omoplate.

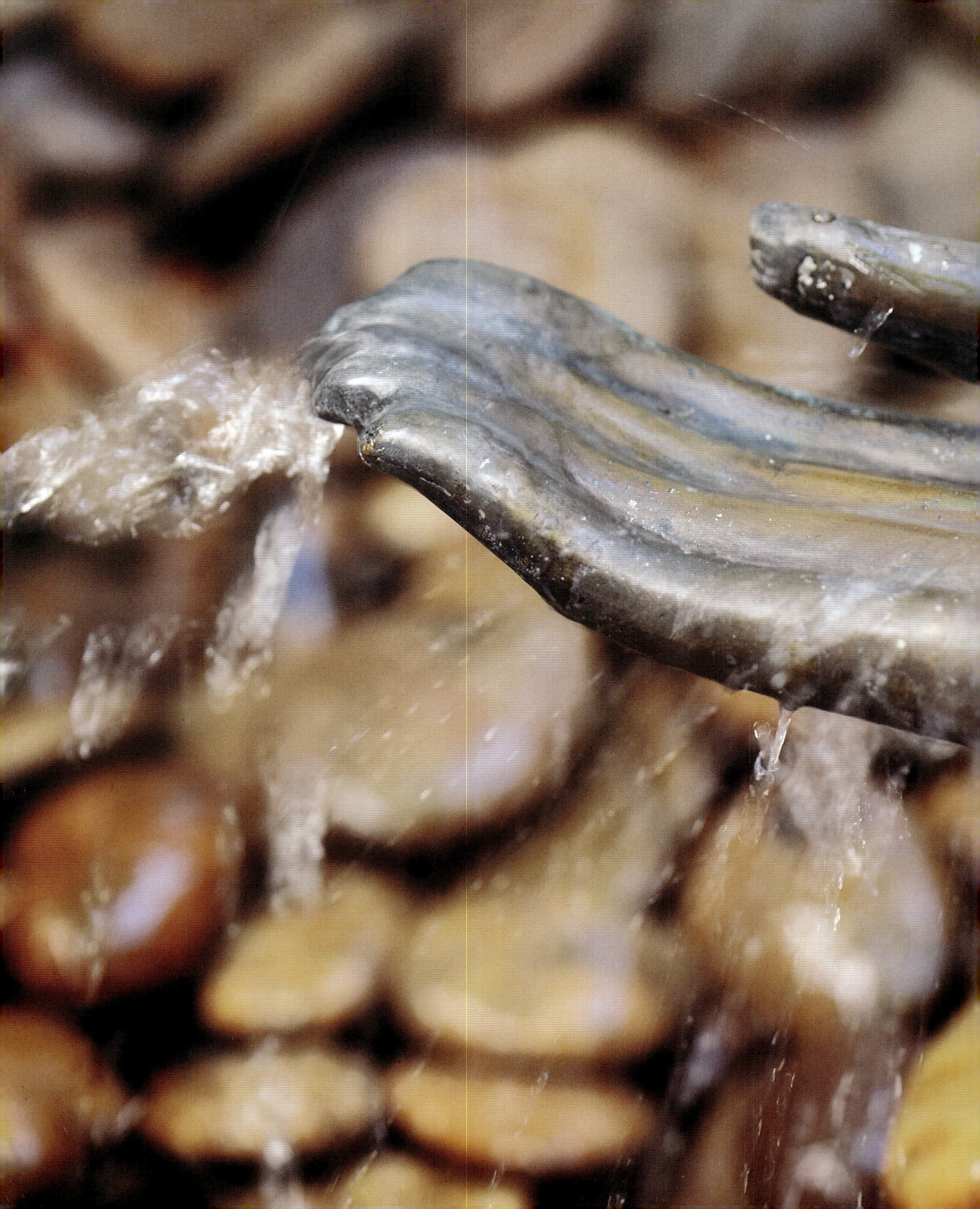

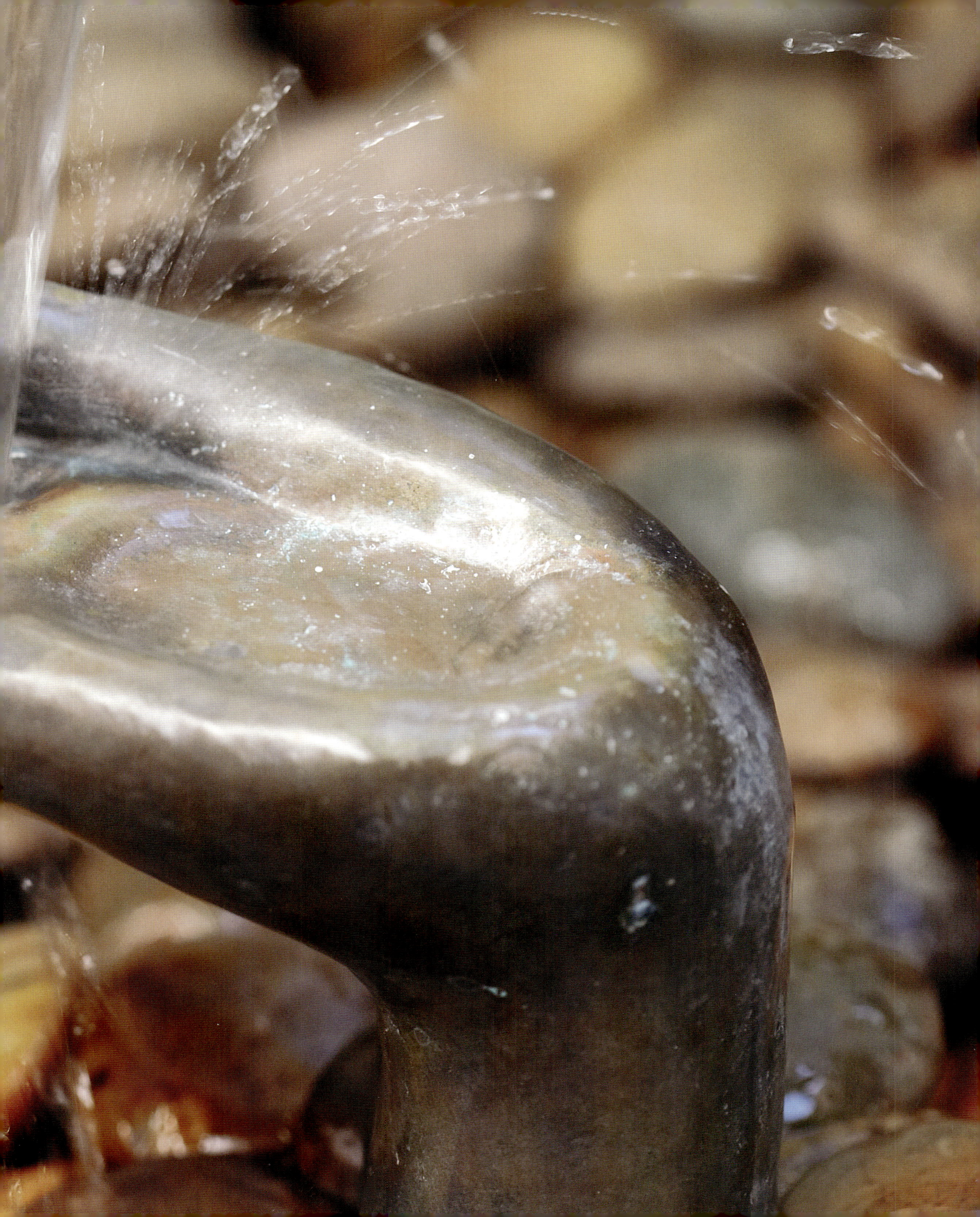

Carnet d'adresses
& remerciements

Nature & découvertes
Liste des magasins au 01 39 56 01 47 www.natureetdecouvertes.com
email : nature@natureetdecouvertes.com

HUILES DE MASSAGE
Herboristerie du Palais-Royal
11, rue des Petits-Champs 75001 Paris Tél. : 01 42 97 54 68
Welleda
Dans les pharmacies et parapharmacies
Kneipp
Dans les pharmacies et parapharmacies
Huiles Sorig tibétaine
Sur www.tibetan-medecine.org et à Paris : boutique Mont Kailash,
27, rue Pierre-Leroux 75007 Tél. : 01 43 94 36 21

MASSAGES DU MONDE
Thaïlandais
Espace France-Asie
11, rue du Chevalier-de-Saint-George, 75008 Paris Tél. : 01 49 26 08 88
Wassana Thaï Institute
28, rue de Saint-Petersbourg, 75008 Paris Tél. : 01 40 08 07 94

Ayurvédique
Centre Tapovan, en Normandie et à Paris, rens. au : 01 45 78 26 53

Chinois
Association française de massage chinois, 3, boulevard Gouvion-Saint-Cyr, 75017 Paris,
Tél. : 01 43 80 20 89 (adresses sur toute la France)
Centre de culture chinoise
Les temples du corps. 10, rue de l'Échiquier, 75010 Paris Tél. : 01 48 01 68 28

Shiatsu
Fédération française de Shiatsu traditionnel, www.ffst.fr

Coréen
Maxam, 34 bis, rue Vignon 75009 Paris
Tél. : 0820 820 618

Consultations Feng Shui
Laurence Dujardin, Feng Shui Consulting,laurence-fondrede.dujardin@laposte.net
Tél. : 06 25 29 03 18

Un grand merci à tous les maîtres, aux praticiens et aux modèles (souvent praticiens eux-mêmes) qui ont participé avec un bel enthousiasme à la réalisation des images du livre.

Merci à

Denis Cellier. Patrice Binet-Decamps. Caroline Vivier. Dalida Noellis. Andrew Milton. Kelly Desire. Liliane Menard, Shiseido. Wanida Khunthipmark. Pascale Baret. Nathalie et Isabelle Nicolas, LBP. David Seet, Banyan Tree. Serat Tangtrongchitr, Wat Po Bangkok. Prakit Saiporn, office du tourisme thaïlandais. Sylvie Amouyal. Prisma-Presse. Sophia Kondrachi.

Philippe et Nicoline pour leur aide précieuse lors des séances photo.

à Suzel Messerschmitt, Ryma Bouzid et Valérie de Sahb.

Bibliographie

Véronique Aïache, Marie-Bénédicte Gauthier,
Secrets et rituels de Beauté du monde entier, Éd. Flammarion, 2004
Marie Borel et Denise Valenciennes,
Le Guide du massage au quotidien, Éd. Solar, 2006
Nathalie Bouchon-Poiroux et Galya Ortega, *Massage ayurvédique*, Éd. Ellébore, 2005
Dominique Buisson, *Le Corps japonais*, Éd. Hazan, 2001
Steve Capellini et Michel Van Welden, *Les Massages pour les Nuls*, Éd. First, 2005
Collectif, *Histoire des mœurs*, Éd. Gallimard, 2002
Collectif, *Massage Bien-être*, Éd. Sélection du Reader's Digest, 2006
Catherine Deydier, *Secrets de beauté des femmes du Maroc*, Éd. Plume, 2001
Jenne Harding, Sarah Young et Andy Perris, *Massages en 10 leçons*, Éd. Solar, 2006
Harish Johari, *Massage traditionnel ayurvédique*, Éd. Le Courrier du Livre, 1997
Eleanor McKenzie, *Le Reiki*, Éd. Flammarion, 2002
Evelyne Malnic, *Acupuncture : l'histoire et la pratique d'une médecine ancestrale*,
Éd. du Seuil, 2003.
Susan Mumford, *Le Livre du massage*, Éd. Flammarion, 2001
Martine Paillard, Laurent Granier, Dominique Ropion,
Aux sources du massage, Éditions du Garde-temps, 2004
Michael Reinman, *Les Bols chantants*, Éd. Vega, 2004
Abdelhaï Sijelmassi, *Recettes de beauté des femmes du Maroc*, Éd. Le Fennec, 2003
Micky Suwanachoti et Marie-Galya Ortega,
Nuad Bo' Rarn : le massage thaï traditionnel, Éd. Guy Trédaniel, 1997
Tarthang Tulku, *La Relaxation tibétaine*, Éd. Le Courrier du livre, 2004
Patricia Wessels, *Le Massage, Bien-Être et Santé*, Éd. Weleda, 2003
Ming Wong, *Les Massages en médecine traditionnelle chinoise*, Éd. Masson, 1997

Sites Internet
www.coree-culture.org
www.tibet-info.net
www.tibetan-medecine.org

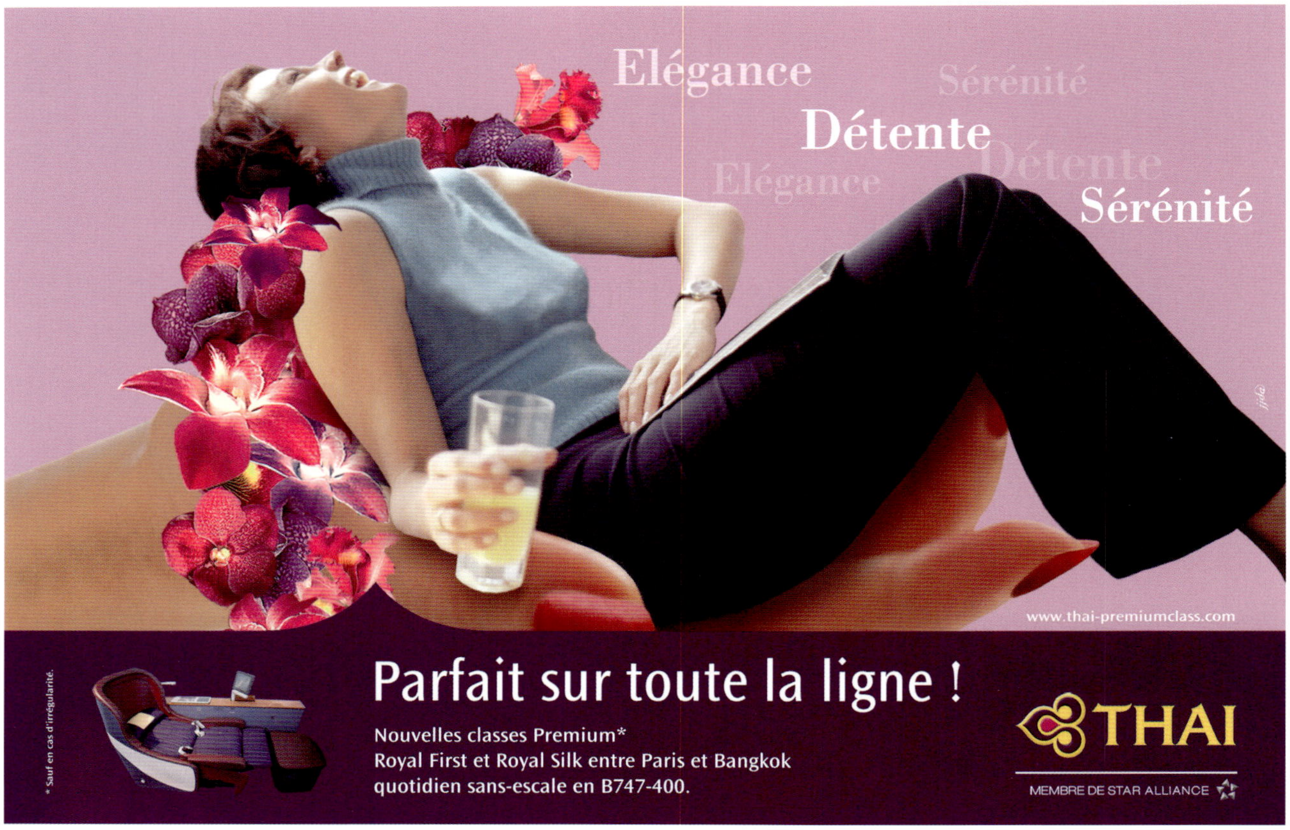

Elégance
Sérénité
Détente
Elégance
Détente
Sérénité
www.thai-premiumclass.com
Parfait sur toute la ligne !
Nouvelles classes Premium*
Royal First et Royal Silk entre Paris et Bangkok
quotidien sans-escale en B747-400.
THAI
MEMBRE DE STAR ALLIANCE
* Sauf en cas d'irrégularité.

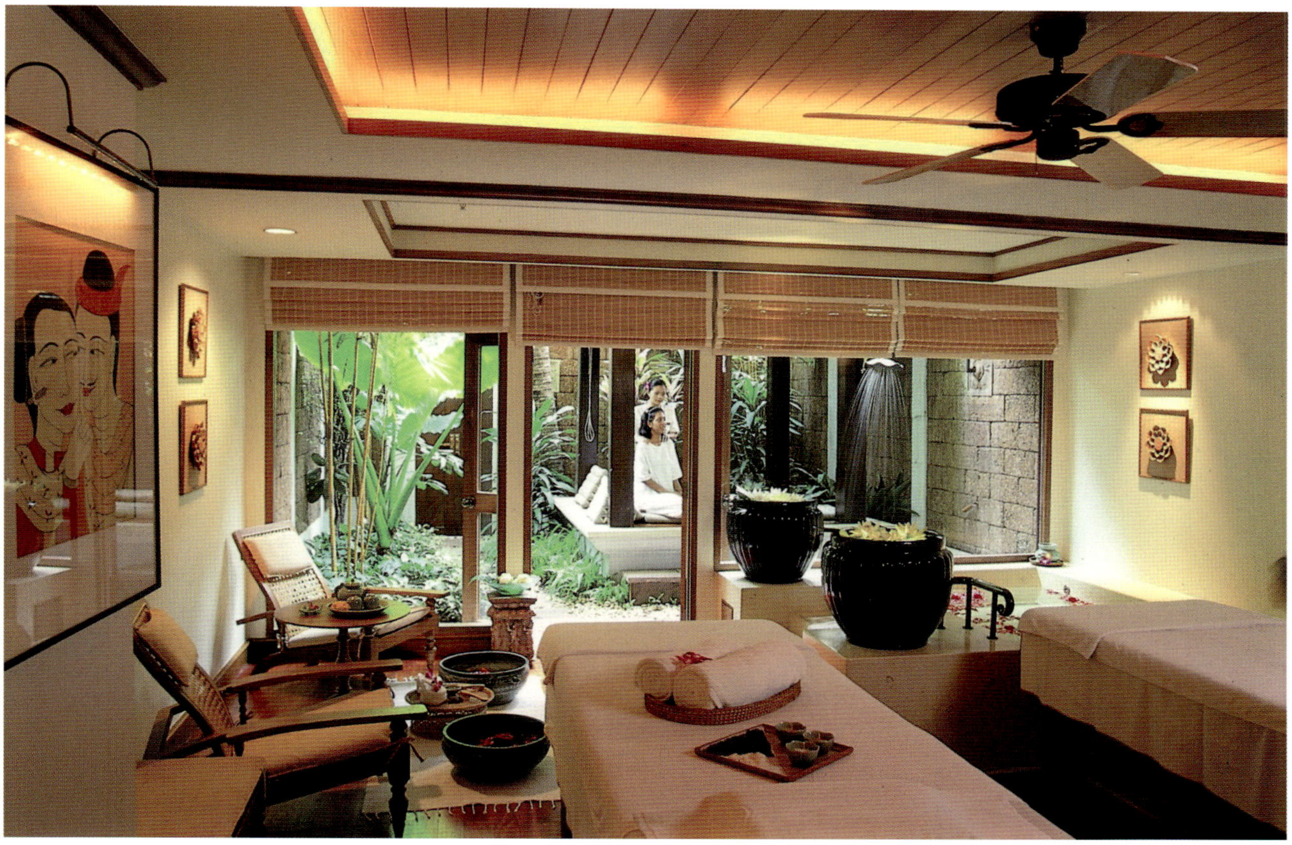

Mariott, resort and spa

Un oasis dans la ville

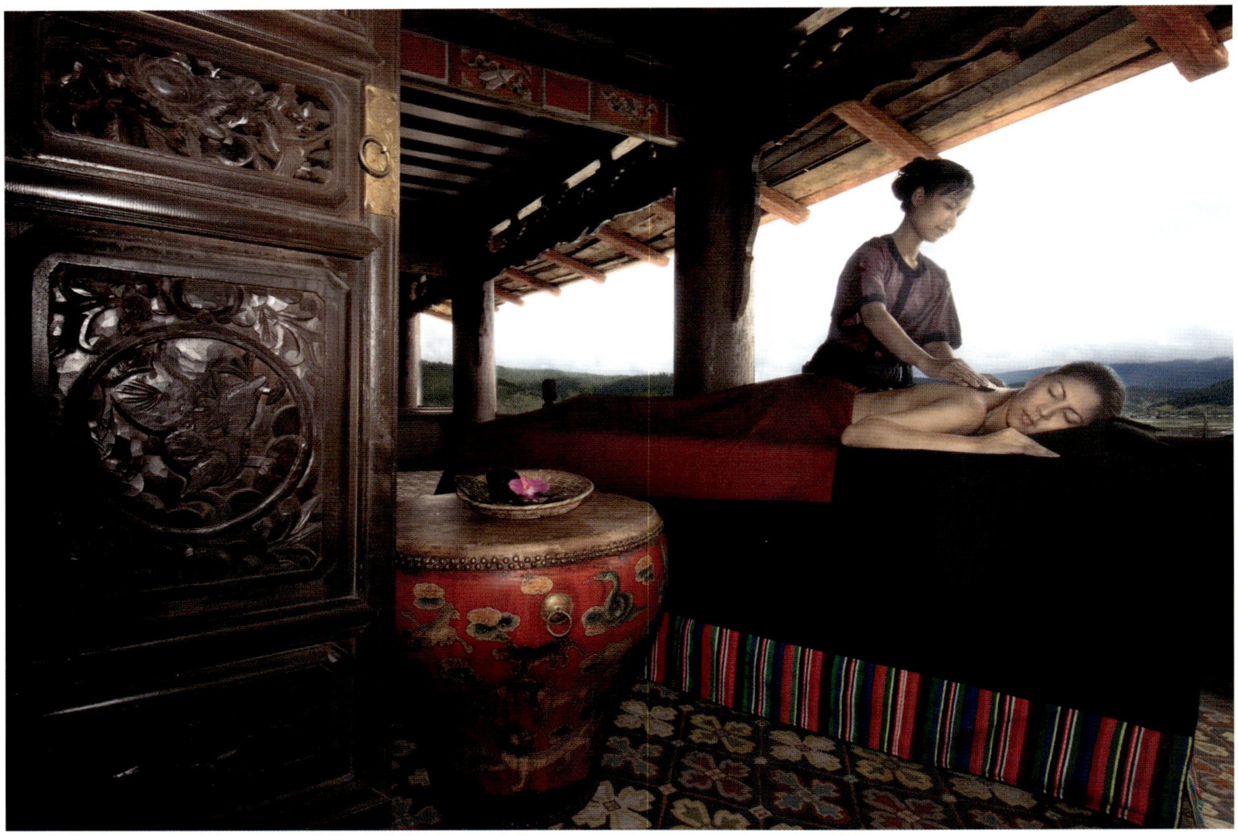

Banyan Tree Ringha et Lijiang

Des spas aux confins du toit du monde, pour vous accompagner sur les chemins de l'éveil.

En Chine, dans la province de Yunnan, les hôtels Banyan Tree ont imaginé deux nouveaux lieux, propices à une expérience ultime. Harmonieusement intégrés à l'ensemble d'un paysage de montagnes, époustouflant de beauté, leurs spas s'imprègnent de l'énergie d'une nature sacrée. De cette dernière, changeante et généreuse, découlent des soins imaginés au rythme des quatre saisons, des cinq éléments et des préceptes bouddhistes. Gui Shi Hot Stone, Senses Reviver ou Himalyan Bliss sont autant de massages et de rituels à découvrir à fleur de peau.

Banyan Tree, une signature magique, forte d'une expérience unique.

Hôtel Banyan Tree Ringha et Lijiang
Rens. et réservations, Tél. : 01 40 13 07 60
www.banyantree.com

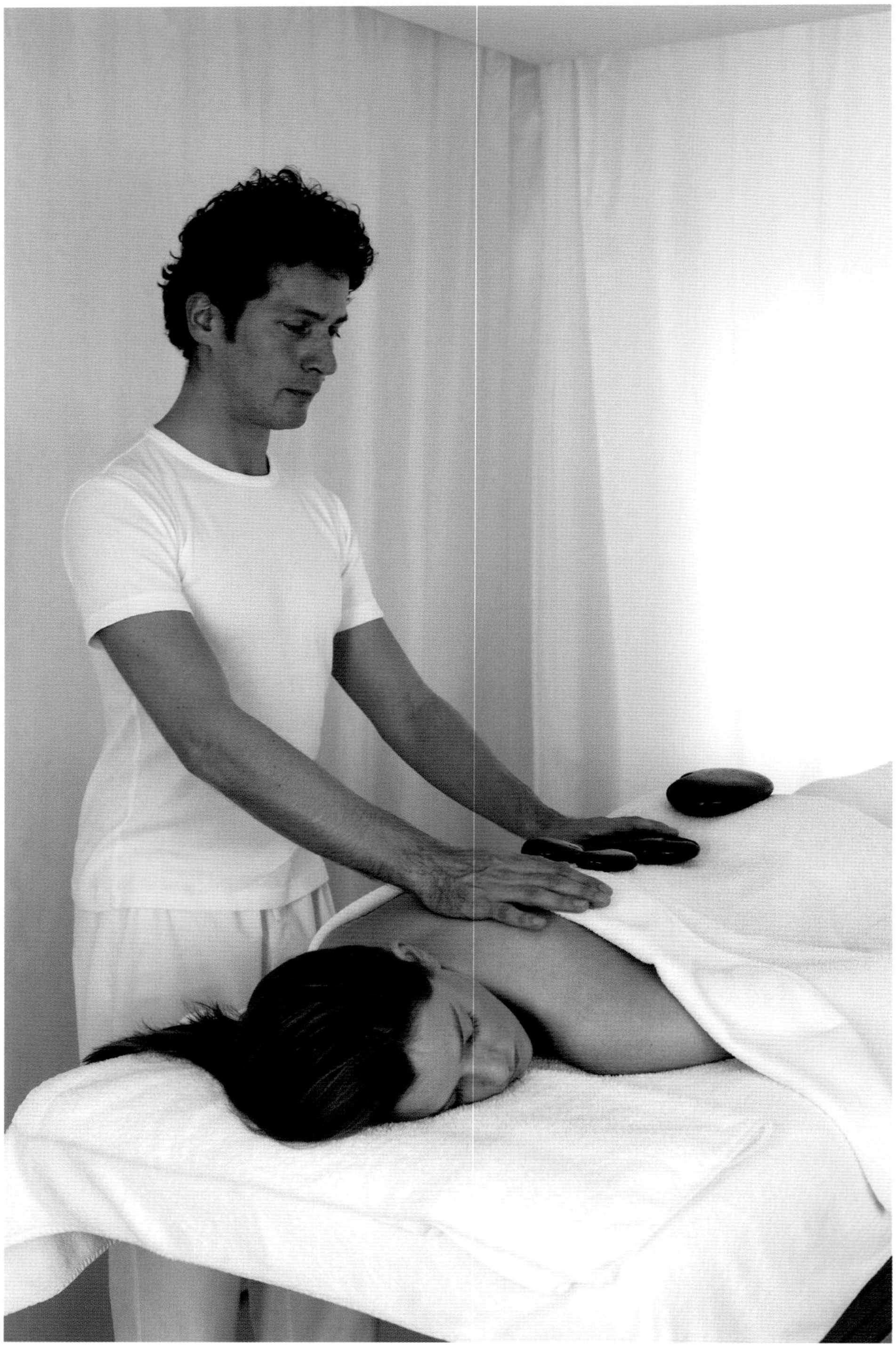

« Notre luxe est votre bien-être et votre beauté notre signature »

Laissez-vous séduire par l'excellence de nos soins

Institut Lancôme
29, rue du Faubourg-Saint-Honoré
75008 Paris

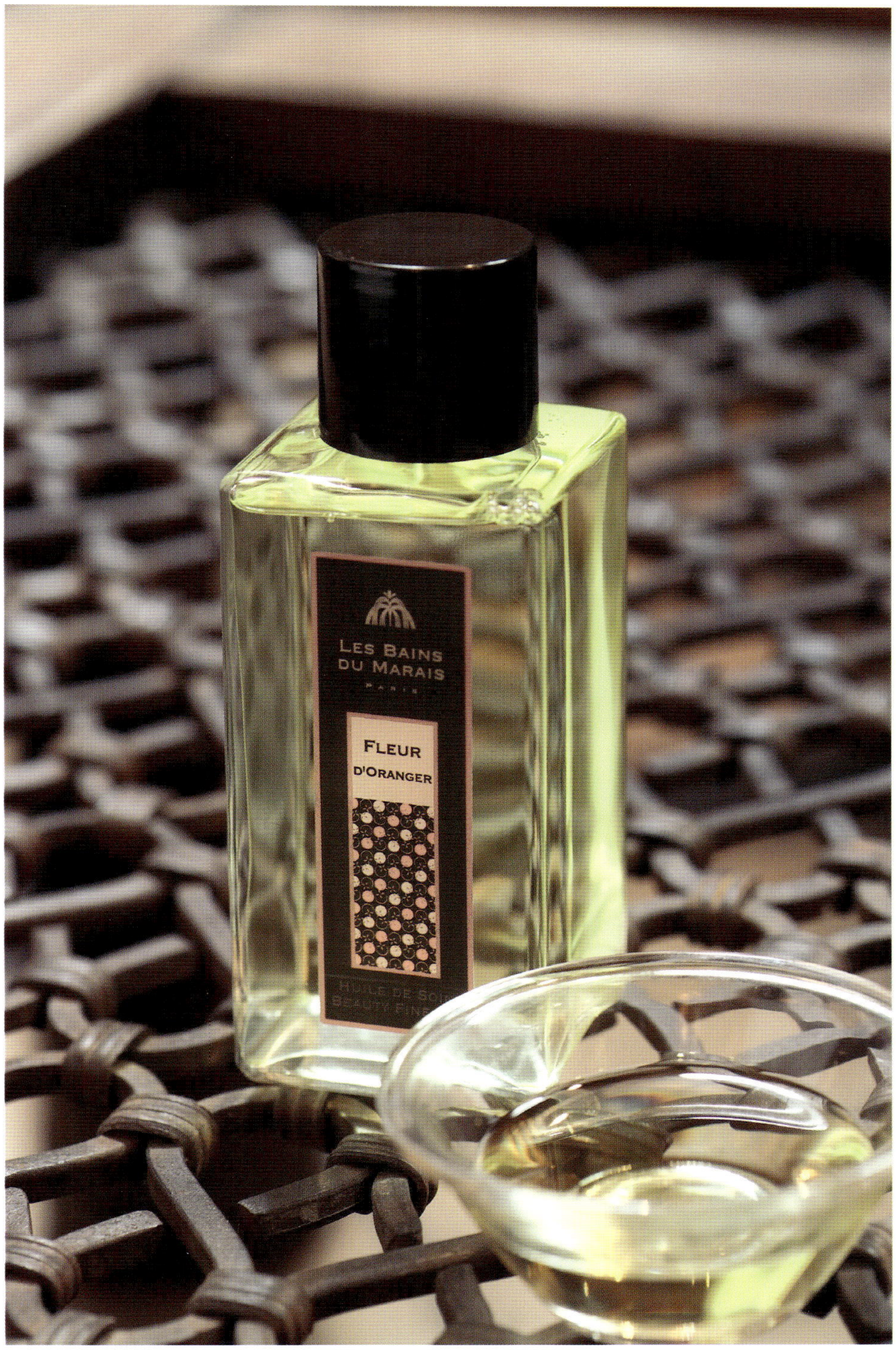

Bains du Marais

L'art du hammam

Achevé d'imprimer en août 2007 par TWP, Malaisie